カラダが硬い人でもラクに柔らかくなる。
きつくない、痛くない「シン柔軟法」

# 10秒でほぐす

メディカルトレーナー
夏嶋 隆

アスコム

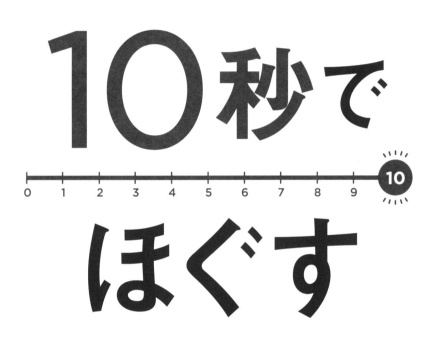

いままで硬かったカラダが
奇跡の10秒を経て、
驚きの柔らかさに変わる。

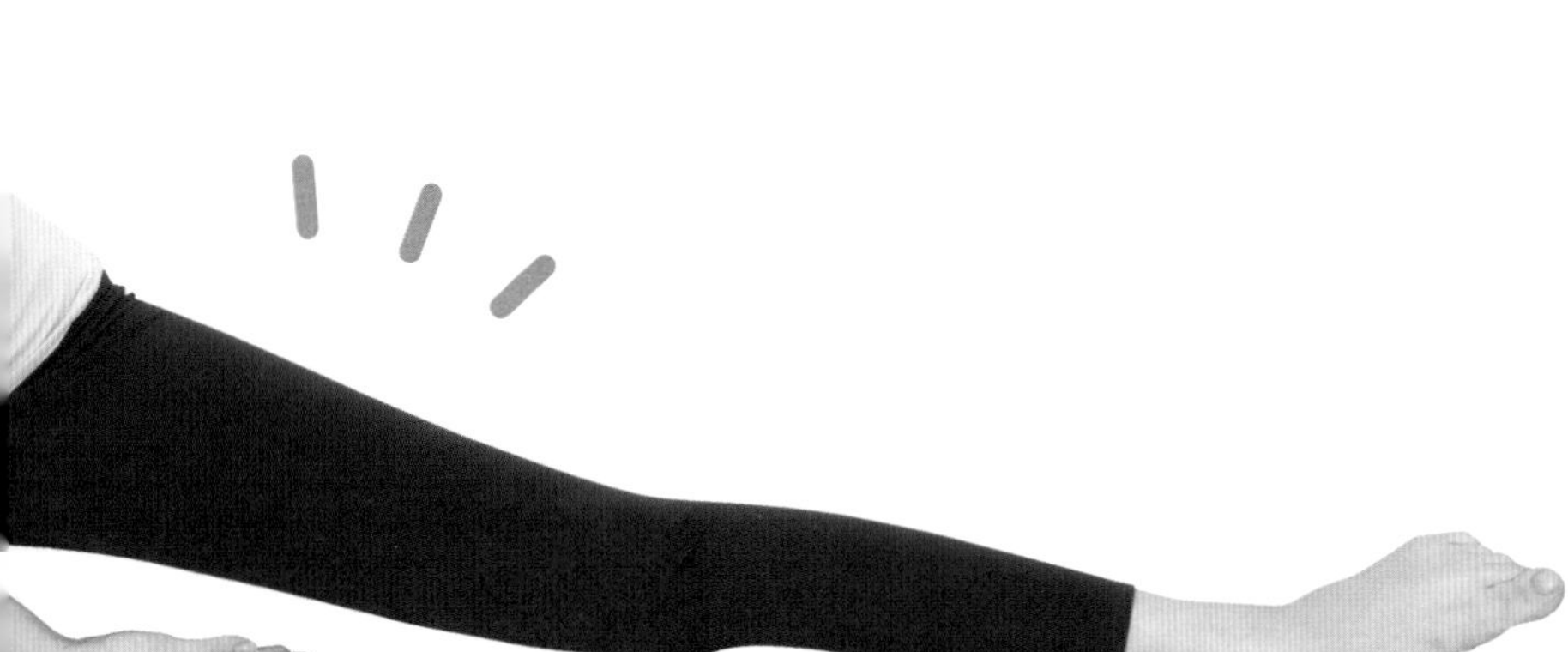

その体験を
していただくことが
この本の目的です。

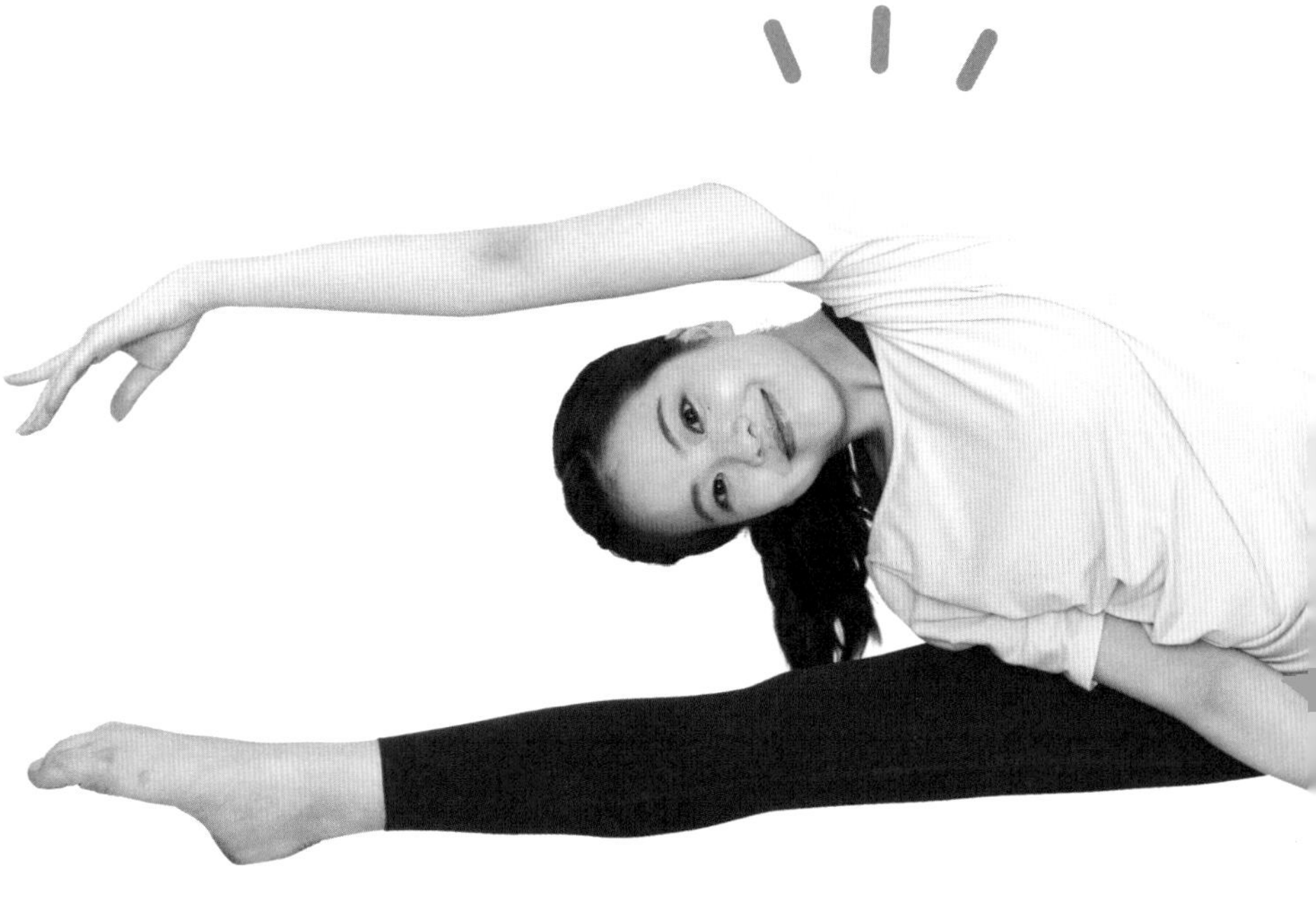

あなたのカラダは硬いですか？　それとも柔らかいでしょうか？
そもそも、カラダの硬さを意識したことがない人もいるでしょう。

では、試しに前屈をしてみてください。
自分が思っていたよりも、手がスッと伸びていかなかったのではないでしょうか。

人のカラダは本来、とても柔軟性に富んでいます。
あなたも赤ちゃんのころは、いまよりずっと柔らかいカラダだったはずです。

ではいったい、いつの間に硬くなってしまったのでしょうか。

その問いに対する答えは、「重力」です。
人は「二足歩行で直立する」という進化を遂げ、自由に手を使えるようになり、現在に至る進歩と発展を手に入れました。

しかしその代償に、重力の影響に耐えながら、頭を中心とする上半身の重みを、背骨や腰、二本の足で支えなければならなくなりました。

結果として、年齢を重ねるごとにその重さに耐え切れず、その場その場でラクに感じてしまう動き、重力の影響を受ける面積が広い姿勢をとり続け、カラダがゆがみ、縮んで、最終的に硬さとなってあなたのカラダに現れます。

5年、10年、20年……。長年カラダに染みついてしまった、その間違った姿勢や動きを、簡単に直すことは容易ではありません。

ですが、たったひとつだけ方法があります。

ゆがみ、縮んだカラダをもとの状態に瞬時に戻し、重力の影響を最小限にする。

それがナチュラルポジションです。

# これがナチュラルポジション

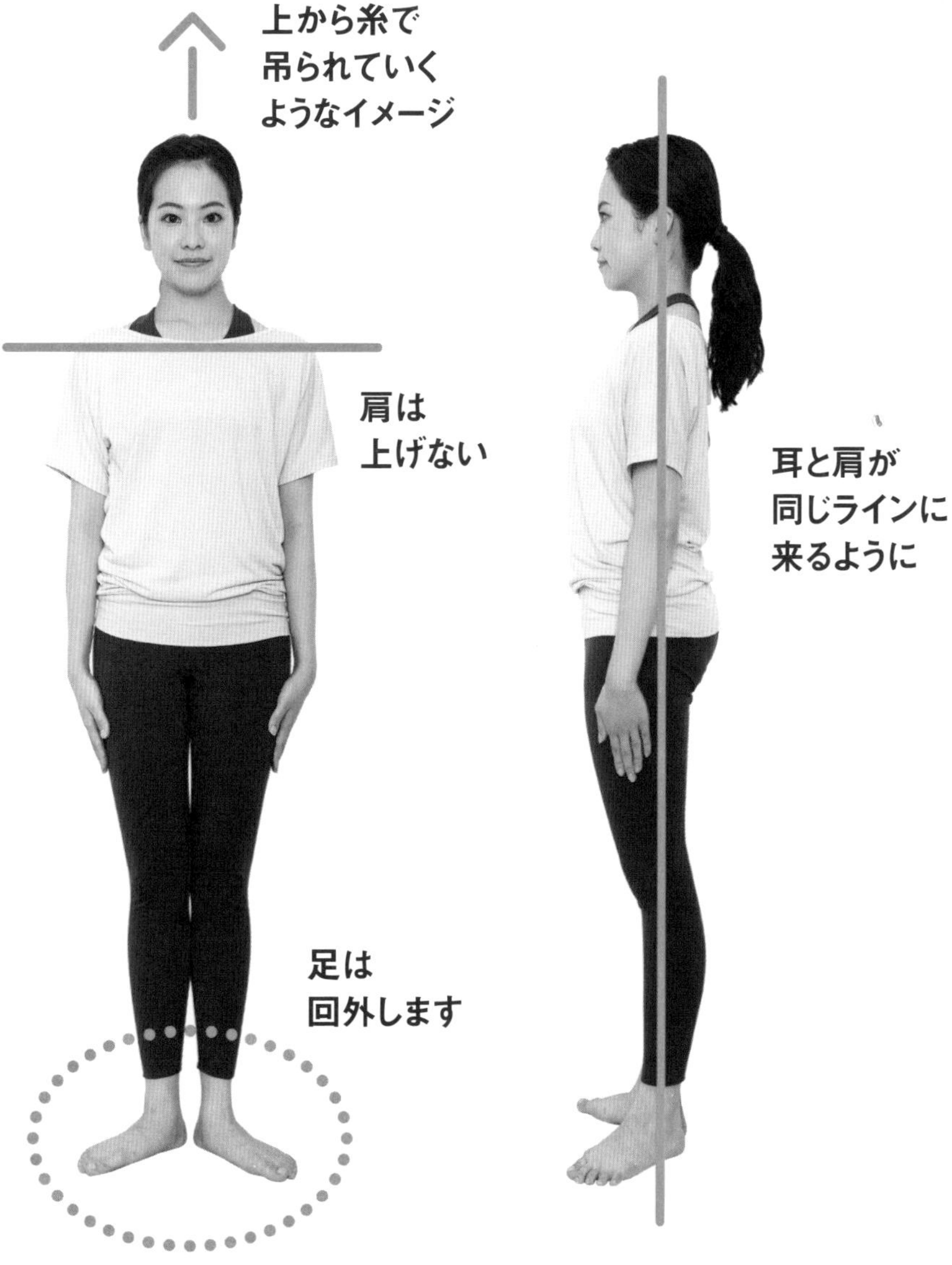
上から糸で
吊られていく
ようなイメージ
肩は
上げない
足は
回外します
耳と肩が
同じラインに
来るように

人のカラダの構造を考えると、足の真上に骨盤があり、骨盤の真上に頭がある状態が、重力の負荷をもっとも受けにくい姿勢です。
ナチュラルポジションとは、ゆがみ、縮んだカラダを、右の写真のように立つことによって、骨や筋肉をあるべき位置に瞬時に戻す姿勢のことです。

試しにやってみましょう。

【STEP1】力を入れずにまっすぐ立ってください。
【STEP2】次に、上から糸で吊られていく意識で、グーッとカラダを10秒かけて、自分が感じる限界のちょっと先をイメージしながら伸ばしていってください。このときにつられて肩やかかとを上げないように注意してください。
【STEP3】最後に力を抜いて終わりです。

これであなたのカラダはほぐれました。

前屈をしてみると、先ほどより手がスッと下へ、下へと伸びていくはずです。

ナチュラルポジションを自然にとれるようになると、まず、ウエストにくびれができます。そして、お尻がクッと上向き、スラッとしたスタイルに変わります。さらに可動域が広がることで燃焼効率が改善され、太りにくいカラダが手に入ります。

また、肩や腰に感じていた違和感や痛みも、それだけでなくカラダのそこかしこで感じていた衰えも、一気に改善に向かいます。

痛みを我慢し、無理をしてやっていたストレッチは、もうやる必要はありません。右に左に、縦に横に大きくカラダを動かして、カラダをほぐす必要もありません。

場所も時間も選ばず、いつでもどこでも意識さえすればすぐに全身がほぐれるナチュラルポジションをものにして、本当の自分を取り戻してください！

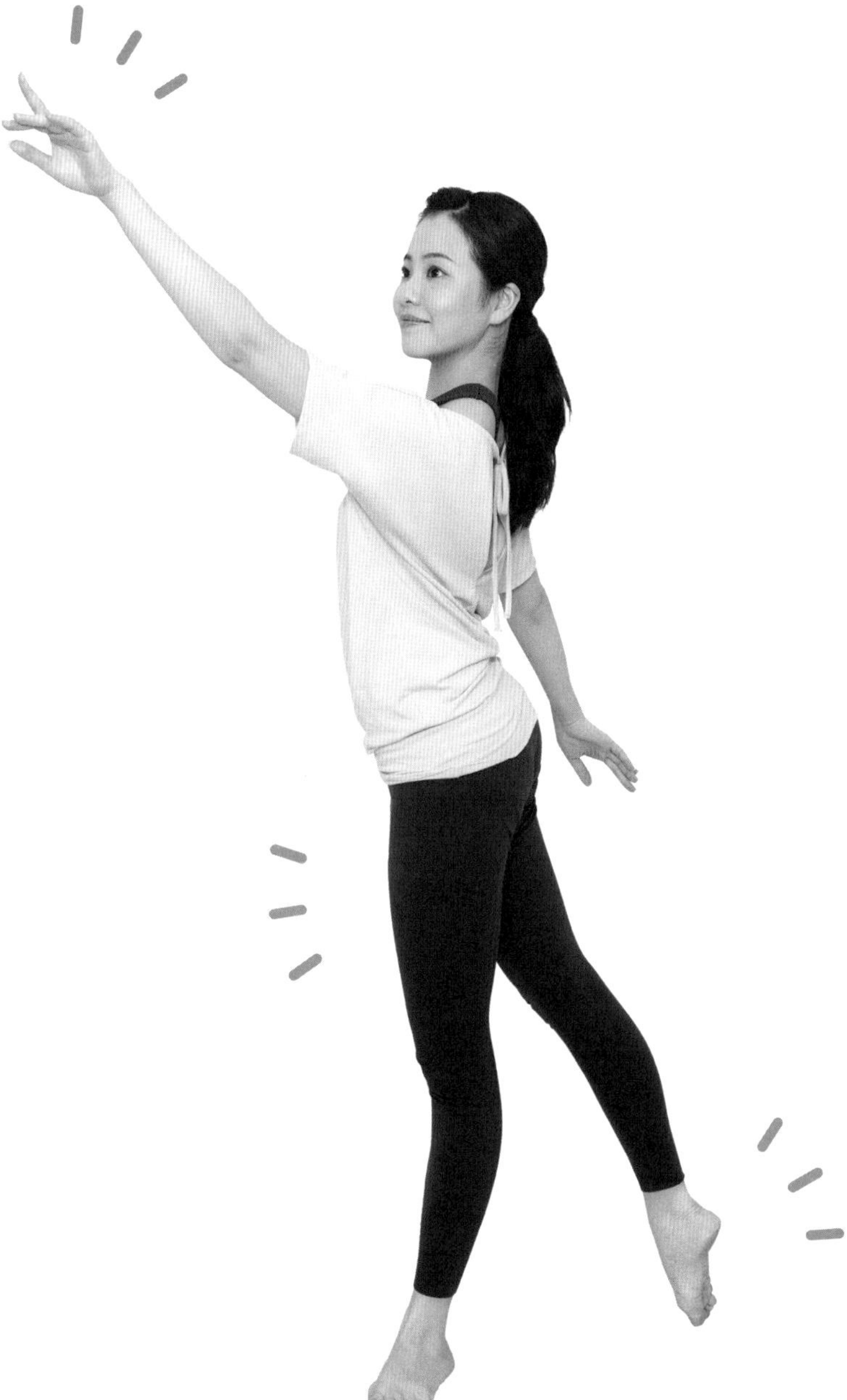

# はじめに

こんにちは。メディカルトレーナーの夏嶋隆《なつしまたかし》です。

私は静岡県三島市で小さな治療院を開いています。治療院と言っても、ベッドはたったひとつ。ほかには自転車、ヨガマット、それとトレーニング器具が少々、といったところです。

初めて来られた方は、およそ治療院らしくない部屋を見て「ここで合っていますか？」という疑心暗鬼の顔で入ってこられます。

一般的な治療院なら、**まずは問診票に記入し、それから治療を始める**ケースが多いと聞きます。

ですが、私の場合はそもそも30分の治療で5000円、1時間のコーチング（指導）が1万円のふたつだけ。この料金表も目安がないと来た方が困るから、とスタッフに言われて作っただけです。なので、問診票なんてものはそもそも用意していません。

その代わり、来院された方にまずかける言葉があります。

「今日はどうしましたか？」ではなく、**「ちょっと歩いてみてください」**です。

なぜ、私がそんなことを来院されたばかりの方にいきなりお願いするのか。

私たちのカラダは、日々の習慣によってできています。

立ち方、歩き方、座り方などの基本の動作を筆頭に、一つひとつの動きには必ず、カラダにとって最適な動かし方や体勢があります。それらを外れるとカラダに無理を強いることになり、時間の経過とともにやがて違和感や痛みとなって現れます。

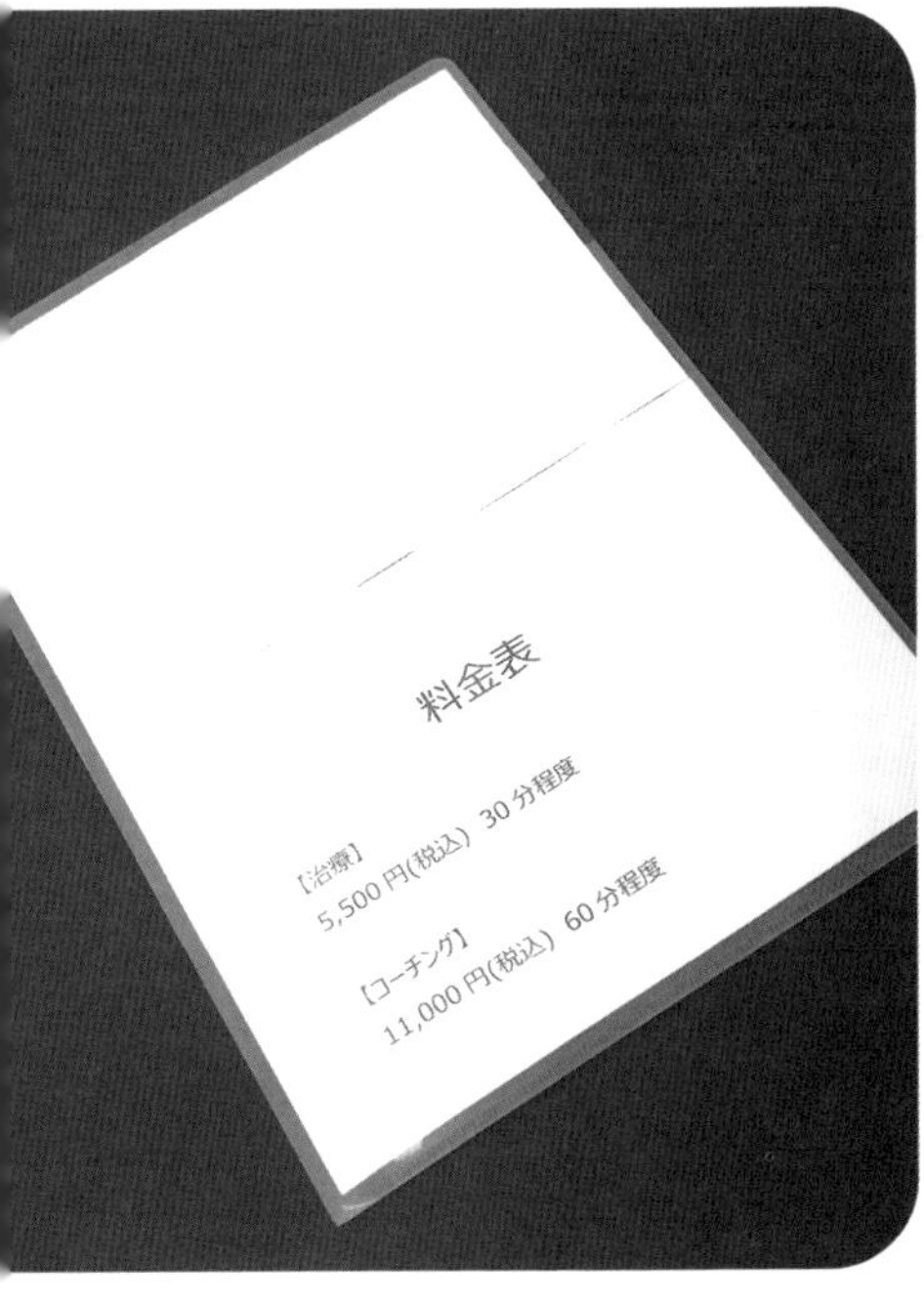
料金表
【治療】
5,500円(税込)　30分程度
【コーチング】
11,000円(税込)　60分程度

歩き方を見れば、その人がどんなカラダのクセを持っていて、どこが最適なカラダの動かし方から外れているのか、その結果としてどの部分がカラダの悩みや違和感、痛みの根本原因になっているのかがわかります。

なぜなら私は長年、「動作解析」という分野を研究してきたからです。

## 看板なし。ホームページなし。それでも患者が押し寄せる

「動作解析」とは、人のカラダの使い方を観察・記録して、運動学や解剖学、物理学などの科学の面から「人体構造に合った正しい動作」を検証し、それをスポーツなどの分野に還元していく研究です。

私は普段、スポーツの分野に身を置き、この動作解析をもとに選手のケアやカラダの使い方のサポートをしています。

とくに自分から売り込んだことはなく、ホームページはもとより、看板も出していません。それにもかかわらず、どこからか私の連絡先を聞きつけて、日本全国から多くのアスリートが訪ねてきます。トップアスリートはもとより、大学や高校、将来のアスリートの卵まで、年齢も性別も種目も多種多様です。

ですが、私には種目も性別も年齢も関係ありません。

**カラダの使い方が理にかなっているか。**

それだけを診て、もしその理から外れていたら、指導や治療を行う。これを繰り返しているにすぎません。

ただ、治療や指導を受けた方たちは、「嘘みたい！」「奇跡だ」など大げさなことをおっしゃいます。

松葉杖《まつばづえ》をついて来院した方が、その日のうちに松葉杖なしで歩いて帰られたり。

腰を痛め、ドクターから「手術しかない」と言われるほどの症状で、立ち上がることもできなかった方が、すぐに立ち上がれるようになったり。

このような話は、挙げ始めると山ほどありますが、私は**カラダが間違えて覚えた姿勢や動きを、動作解析の研究成果をもとに、ただ正しているだけ**なのです。

そして、さまざまな分野のトップアスリートのカラダの使い方から、古の武術、異なる時代で活躍した職人の体裁きなど、ありとあらゆる人の動作解析をしてきた私がたどりついた答え。

すべての基本動作の始まりであり、私たち人間にとってもっとも自然な姿勢。

それが、**ナチュラルポジション**です。

## カラダの動きを研究し続けてわかった「究極の姿勢」

ナチュラルポジションは重力の影響面積を最小限にしつつ、長年の姿勢のクセによってゆがみ、縮んでしまったカラダ全体を一気に伸ばし、ほぐす姿勢です。

一般的に、カラダを柔らかくしたい、疲れやだるさをとりたい、コリや痛みをほぐしたいと思ったら、まずはストレッチや柔軟をする方が多いと思います。

ですが、これまでやってきた方法で成果はあったでしょうか？

もしあったとしたら、この本を手に取っていないはずです。

なぜ成果がなかったのか。それはカラダの仕組みをよく理解しないまま、ただ「伸ばす」ということが正解であるかのように、ストレッチや柔軟を行っていたからです。

とくにカラダが硬くなっている人が行うと、逆に大きな負担となって、さらにカラダを痛める原因にもなります。

だからこそ、**本書で紹介する柔軟は、伸ばしません。**

硬くなった全身をときほぐし、柔軟性のあるカラダを取り戻すためにいちばん大切なことは、ナチュラルポジションを覚え、その形を崩さないように動くことです。

ナチュラルポジションが崩れないようにストレッチや柔軟を行おうとすると、伸ばしたり、大きく腕や足を上げたり下げたりすることができなくなります。

たとえば側屈《そっくつ》。カラダを大きく横に曲げる柔軟ですが、ナチュラルポジションを意識して行うと、次の写真のように伸ばさない柔軟になります。

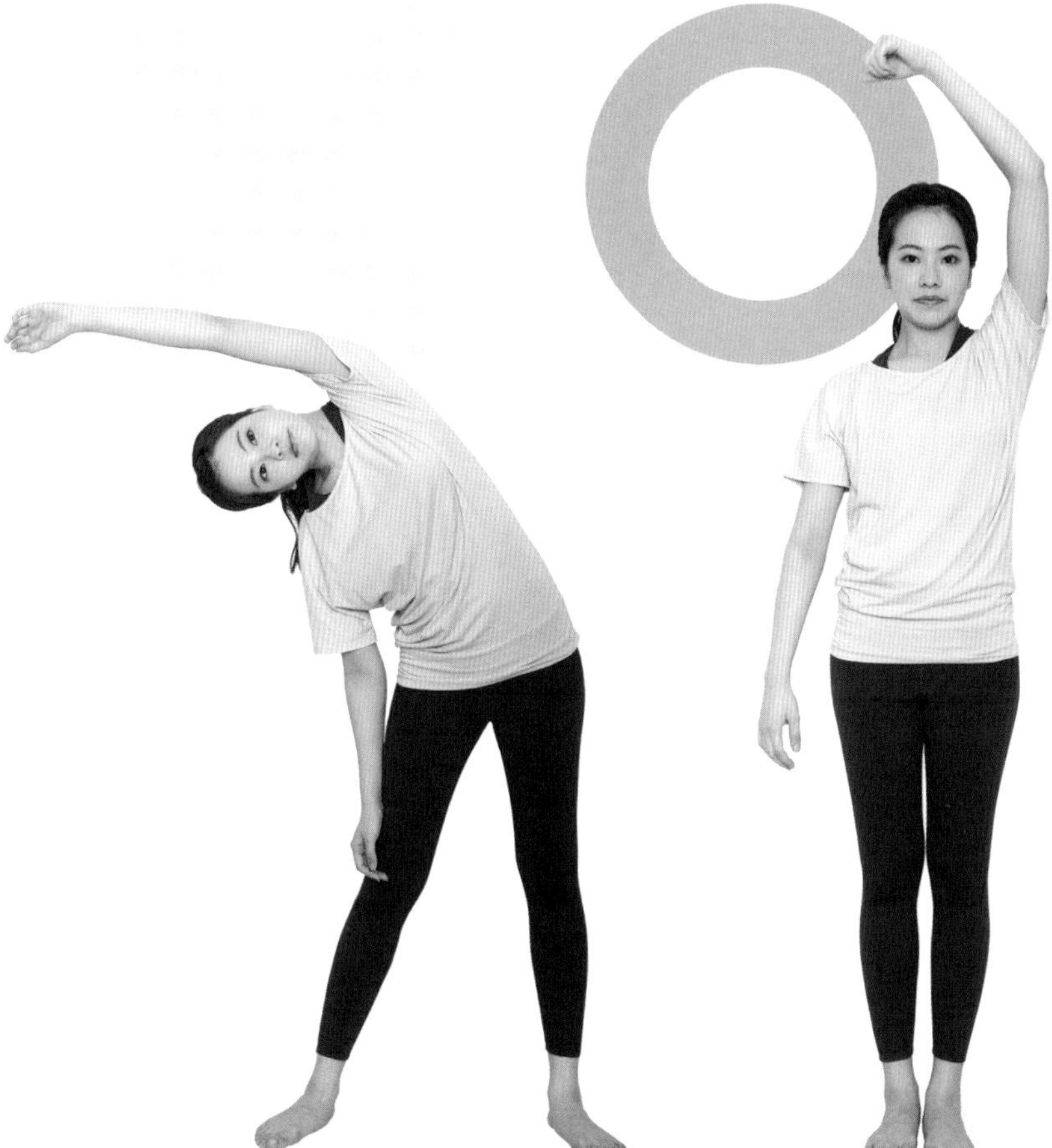

ナチュラルポジションを身につければ、痛い思いやつらい思いをして柔軟やストレッチをする必要がなくなります。

**効果が得られなかったストレスから解放され、カラダだけでなく心も軽くなります。**

カラダに不安があると、心のどこかで自分にセーブをかけてしまい、本当はやりたいこと、挑戦したいこと、続けたかったこともあきらめてしまいます。

私も、サポートしてきたアスリートたちが、カラダの不安がメンタルに影響し、現役生活を涙ながらにあきらめた場面を何度も目撃してきました。

だからこそ、この本を読んでくださっているあなたには、**カラダも心も軽くなってもらい、人生を思いっきり楽しんでほしい。**

私が多くの時間をかけて研究し、実際の体験・経験をもとにたどりついた方法を使って、これまで実感したことのないカラダの軽さと柔らかさを手に入れてください。

## さっそく鏡の前に立って
## カラダの状態をチェックしてみましょう!

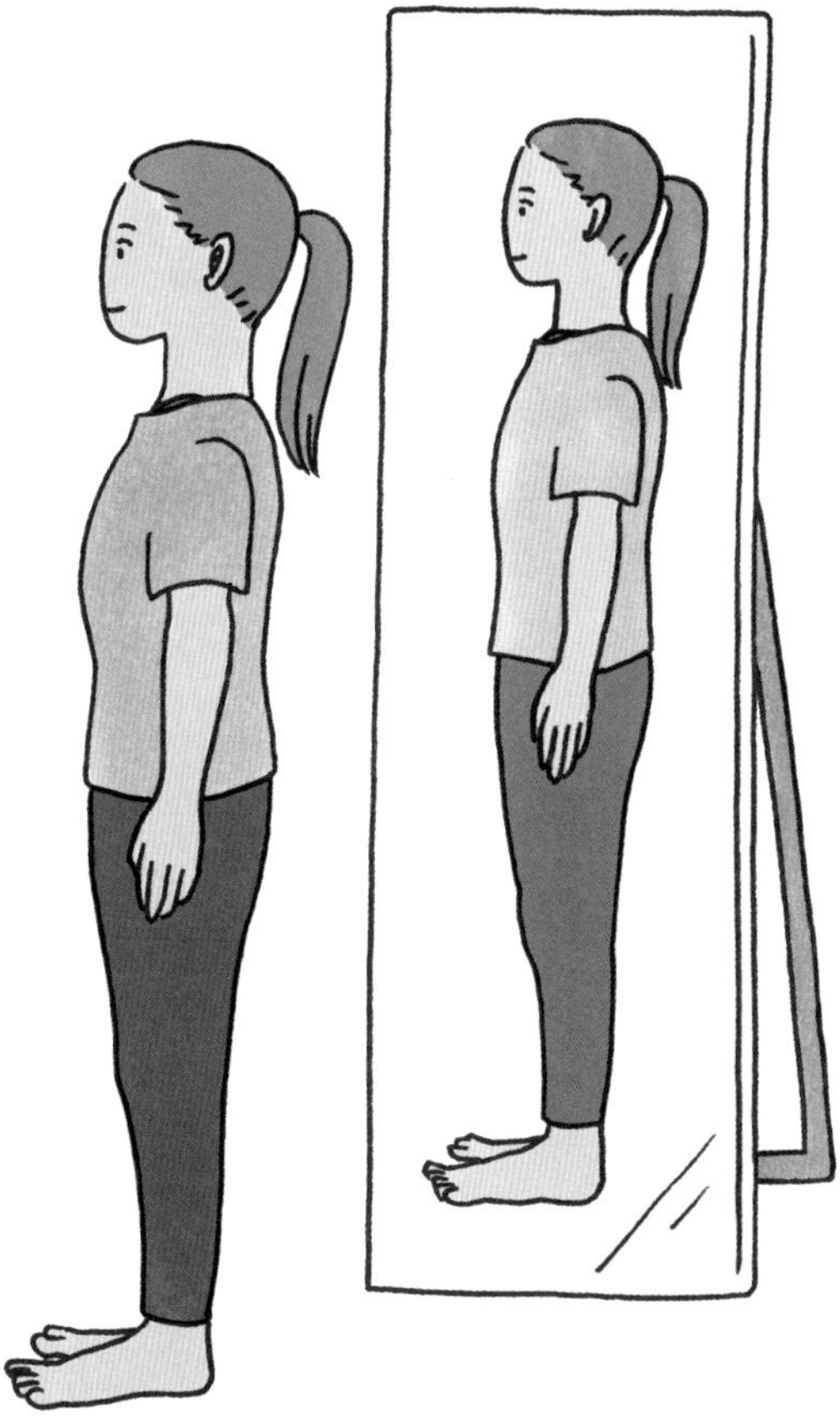

**チェックポイント**

- ☐ ❶ 耳と肩のラインがずれていませんか?
- ☐ ❷ 肩は上がっていませんか?
- ☐ ❸ 反り腰になっていませんか?

▶▶▶ ひとつでも該当したら、悪い姿勢のクセがついています。
ナチュラルポジションをさっそく試しましょう!

## 体験してみました!

# ナチュラルポジションを身につければ、驚くほどしなやかなカラダに!

20〜40代の男女4名に、夏嶋先生の指導のもとで、
まずはカラダの柔軟性をチェックしてもらいました。
カラダのゆがみを修正するだけで、
あっという間にこんなに柔らかいカラダに!

**野毛慶弘さん**
**(34歳)**

「以前はスポーツをしていたのでカラダの柔らかさには自信がありましたが、ここ数年は運動不足と体重増加が気になっています」

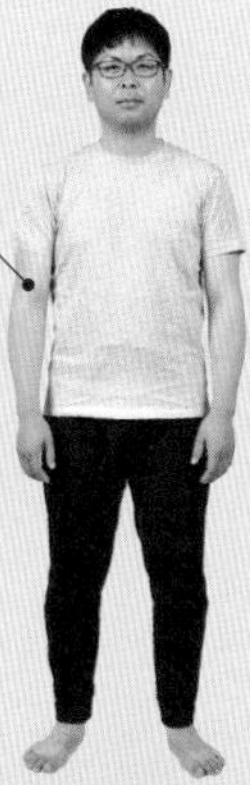

**田代由佳さん**
**(43歳)**

「年々、カラダが硬くなっているのを感じています。運動不足のせいか、少し食べすぎただけで体重が増えてしまうのも悩みどころです」

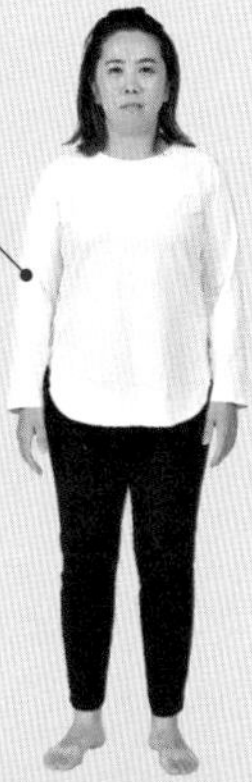

**竹田あかりさん**
**(仮名/31歳)**

「小さい子供がいるので抱っこすることが多く、肩コリや腰痛に悩まされています。カラダも以前に比べて硬くなっている気がします」

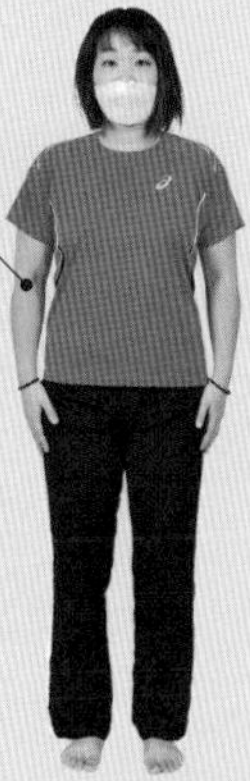

**神田瑠乃美さん**
**(29歳)**

「仕事が座りっぱなしのため、慢性的な腰痛に悩んでいます。カラダも柔らかいほうではないので、痛みやケガにつながりそうで心配です」

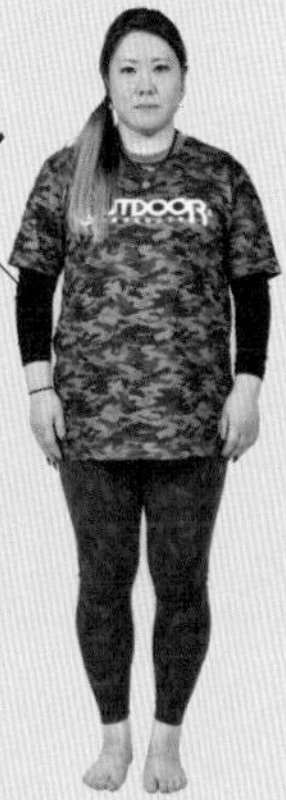

# ゆがみを正したら柔らかくなりました!

**田代由佳**さん（43歳）

つま先を浮かして歩くクセがあり、その影響でゆがみが出ていましたが、ナチュラルポジションを身につけたところ、腰の位置まで変わりました！

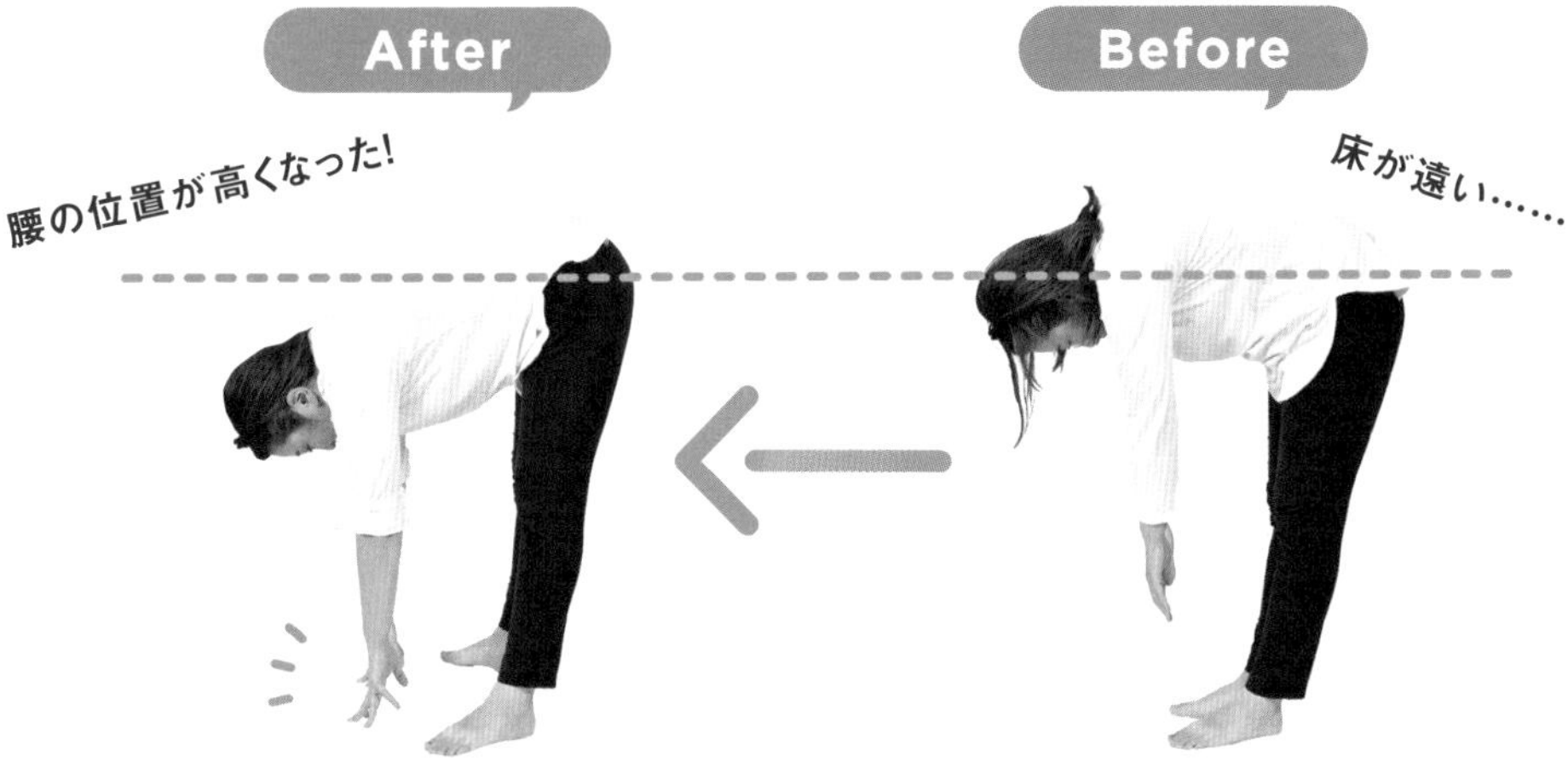
After
Before
腰の位置が高くなった!
床が遠い……

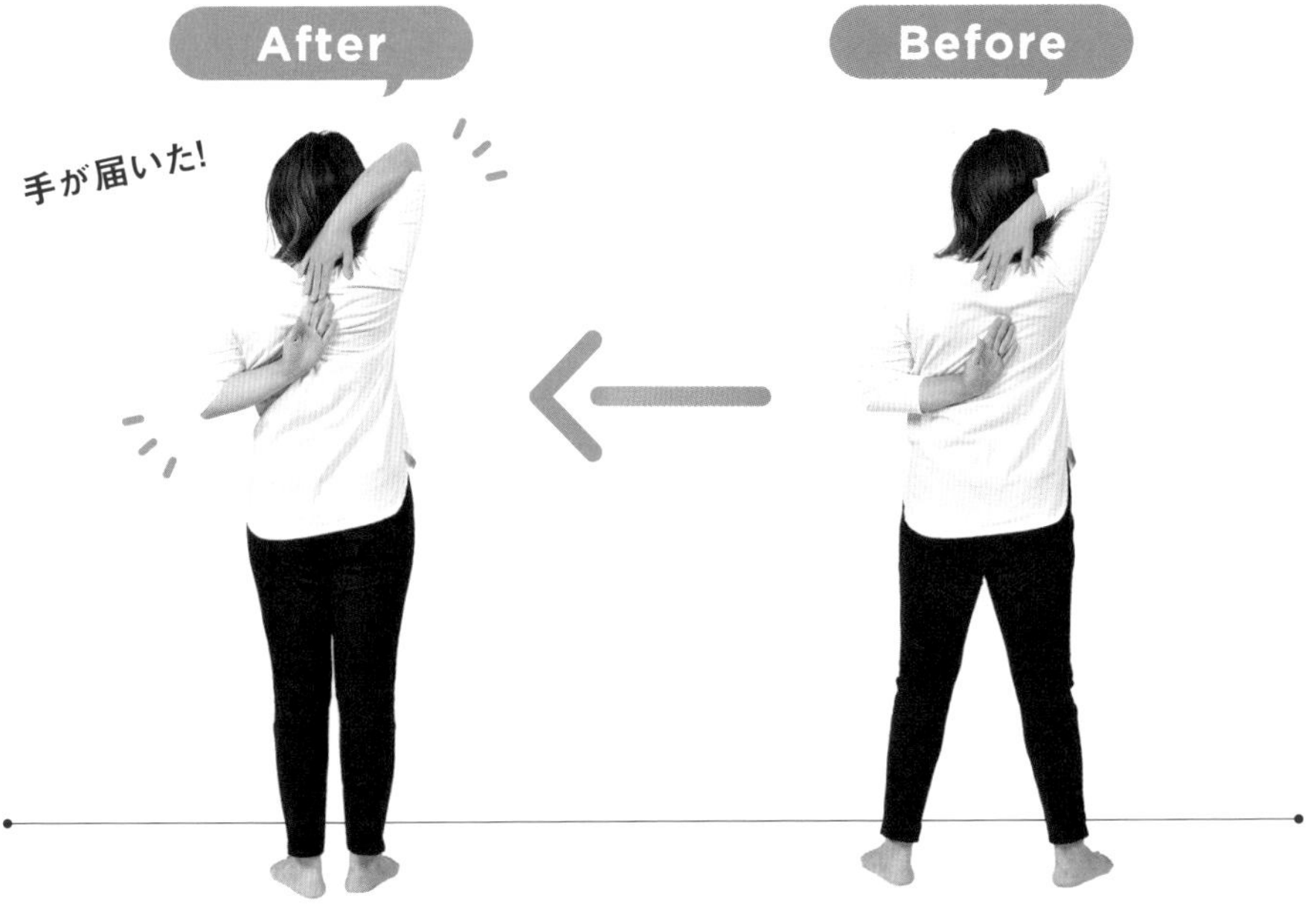
After
Before
手が届いた!

## 痛みがなくなり、カラダもしなやかに!

**野毛慶弘**さん（34歳）

もともと腰痛持ちで、首の痛みもありました。浮遊ろっ骨を閉じる姿勢を意識したところ、すぐにカラダもしなやかに!

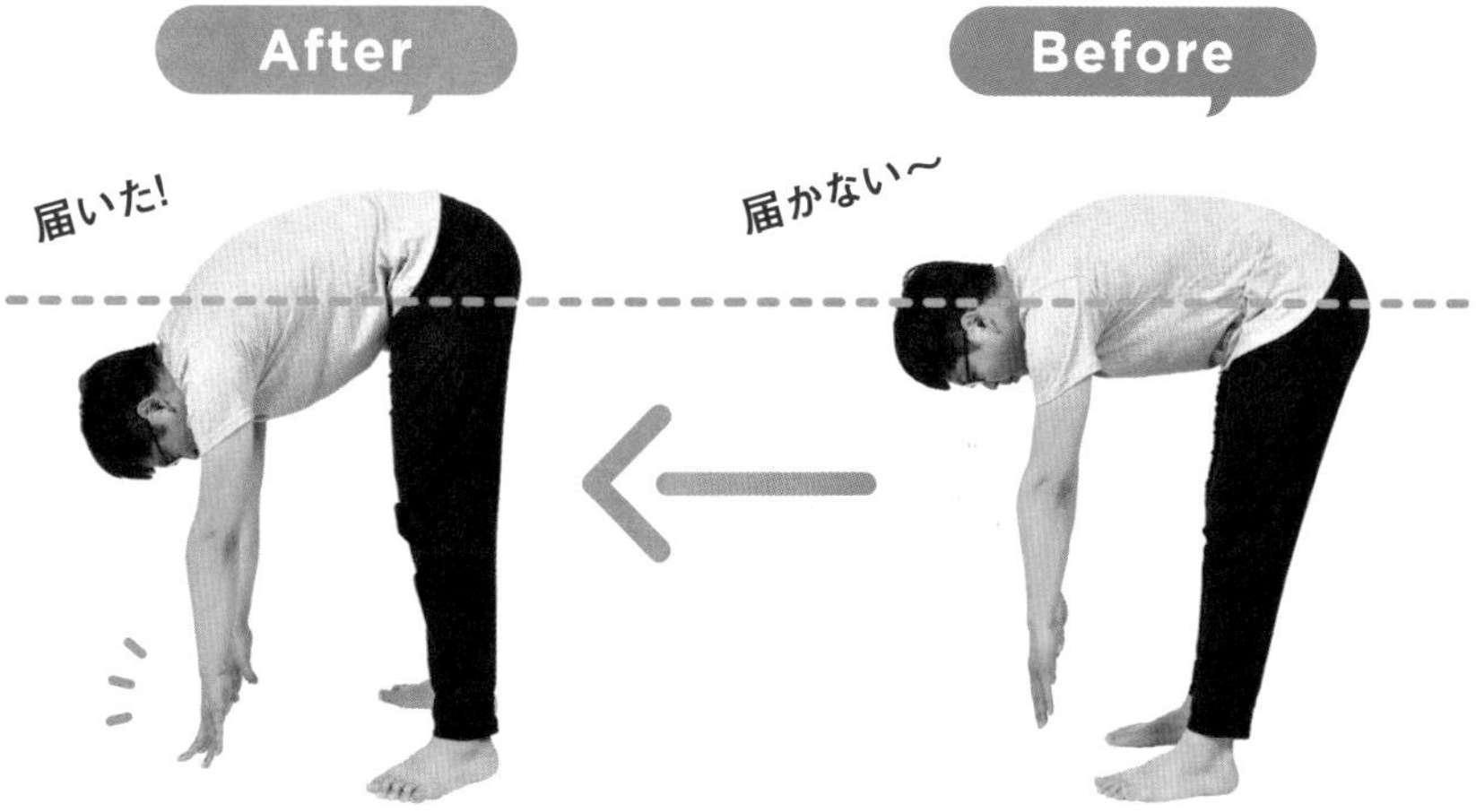


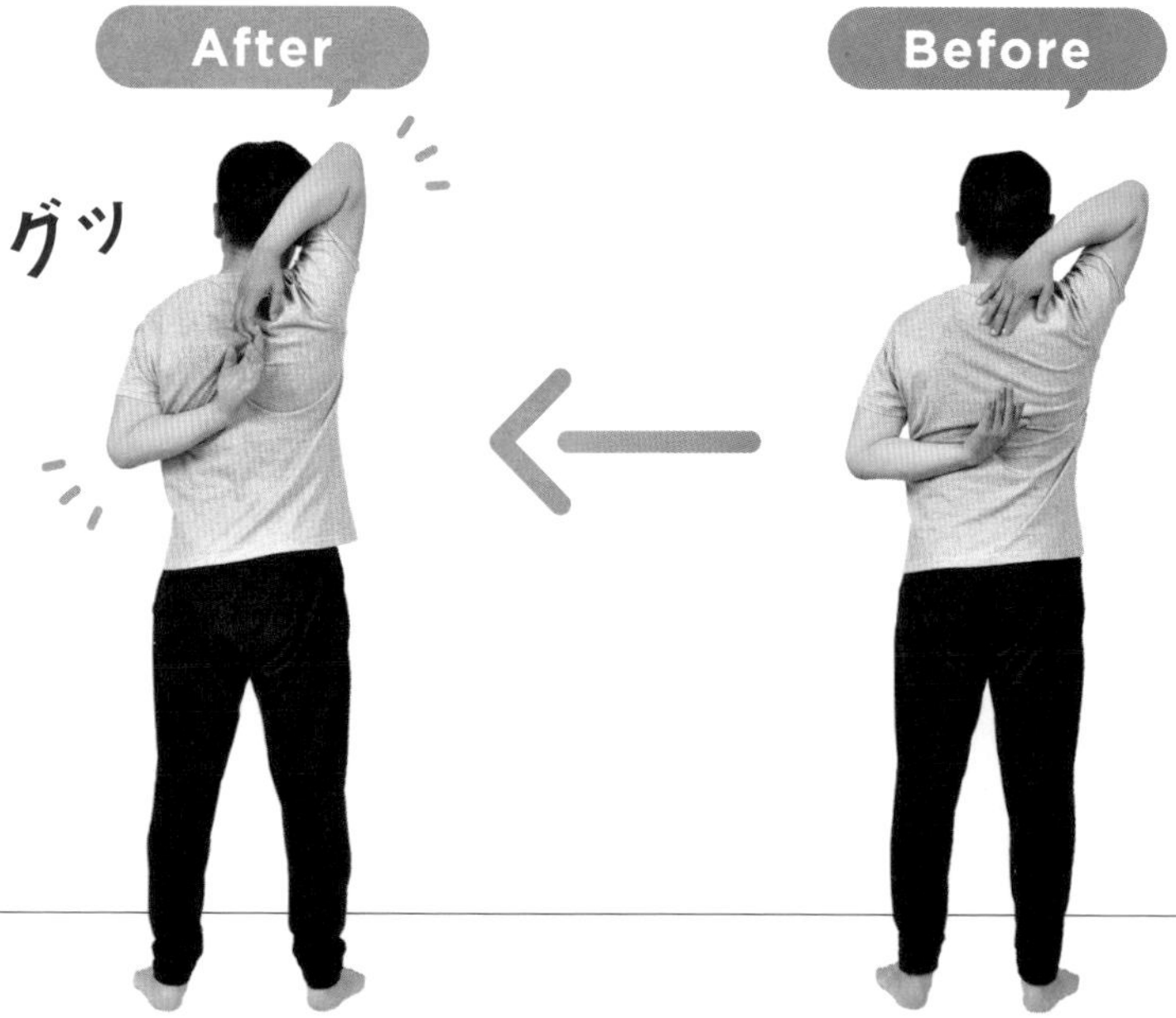

# 肩甲骨の緊張がほぐれ、全体的に柔軟に

**神田瑠乃美**さん（29歳）

肩甲骨が上がっていて、首やあごにも力が入っていましたが、ナチュラルポジションを意識したことで、背中側で手も届くように！

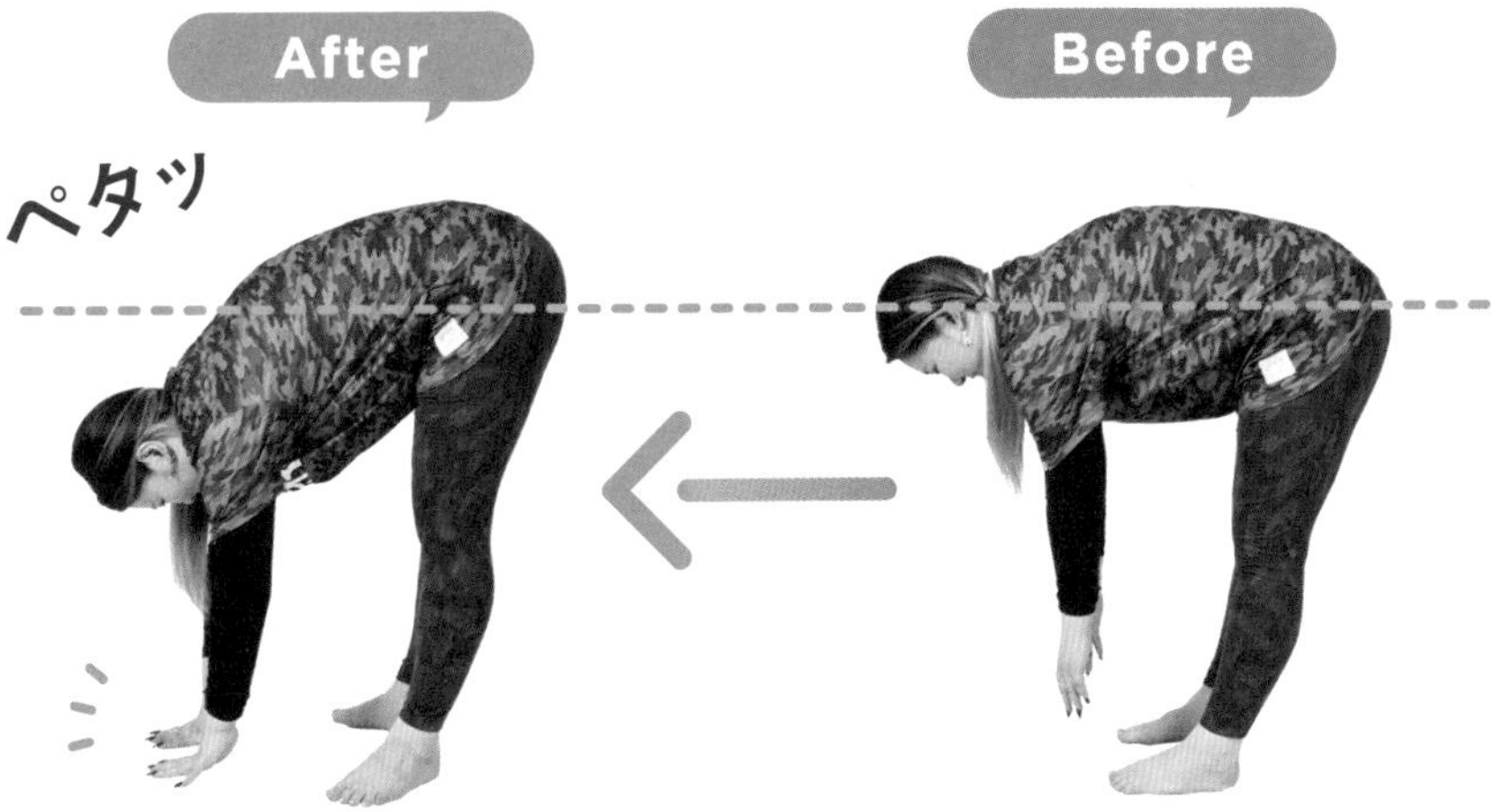


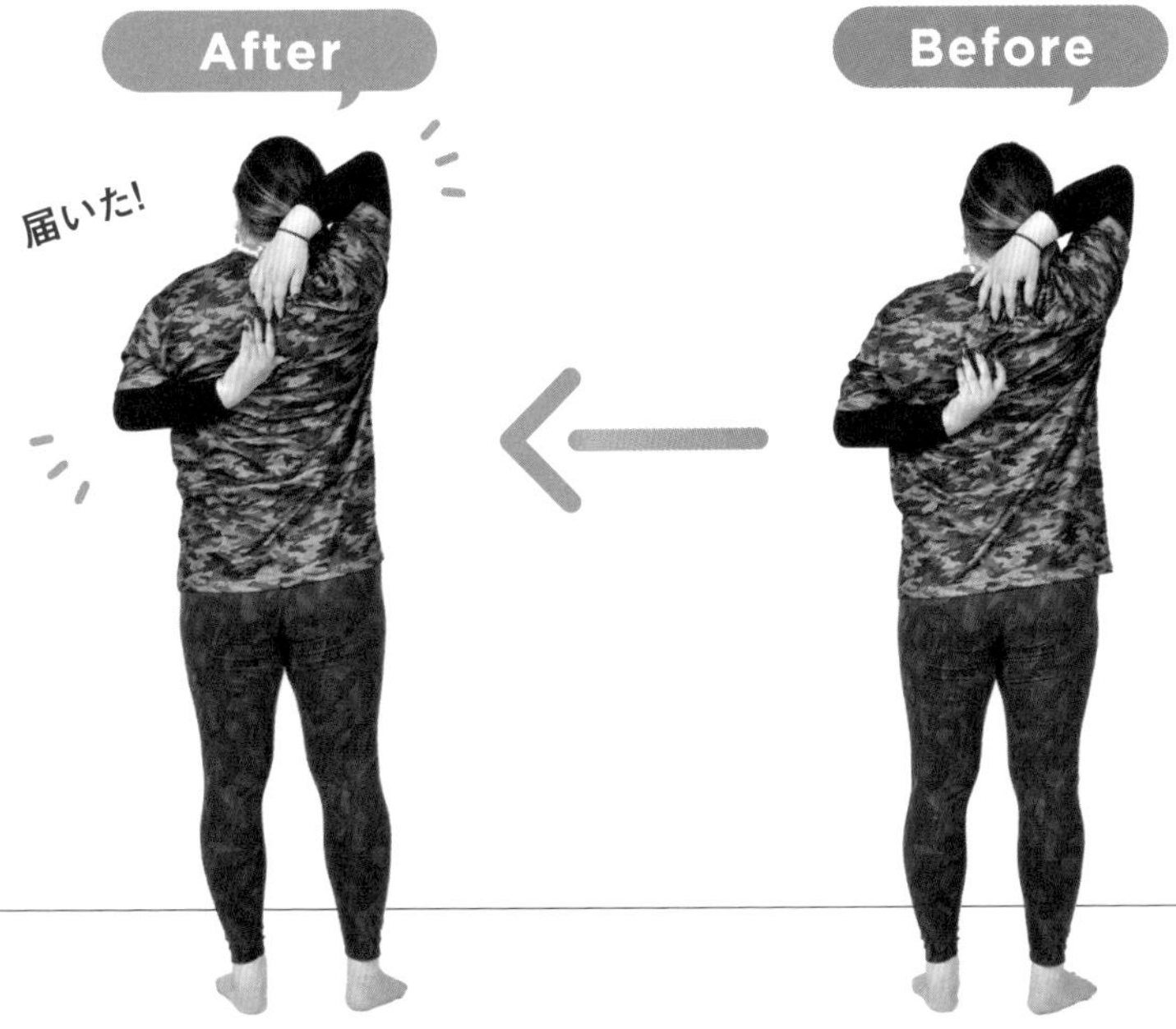

# 反り腰を調整したらしなやかに!

**竹田あかり**さん（仮名／31歳）

反り腰ぎみだったところを調整し、上に引っ張られる姿勢を意識したところ、手のひらが床にぺったりつくようになりました！

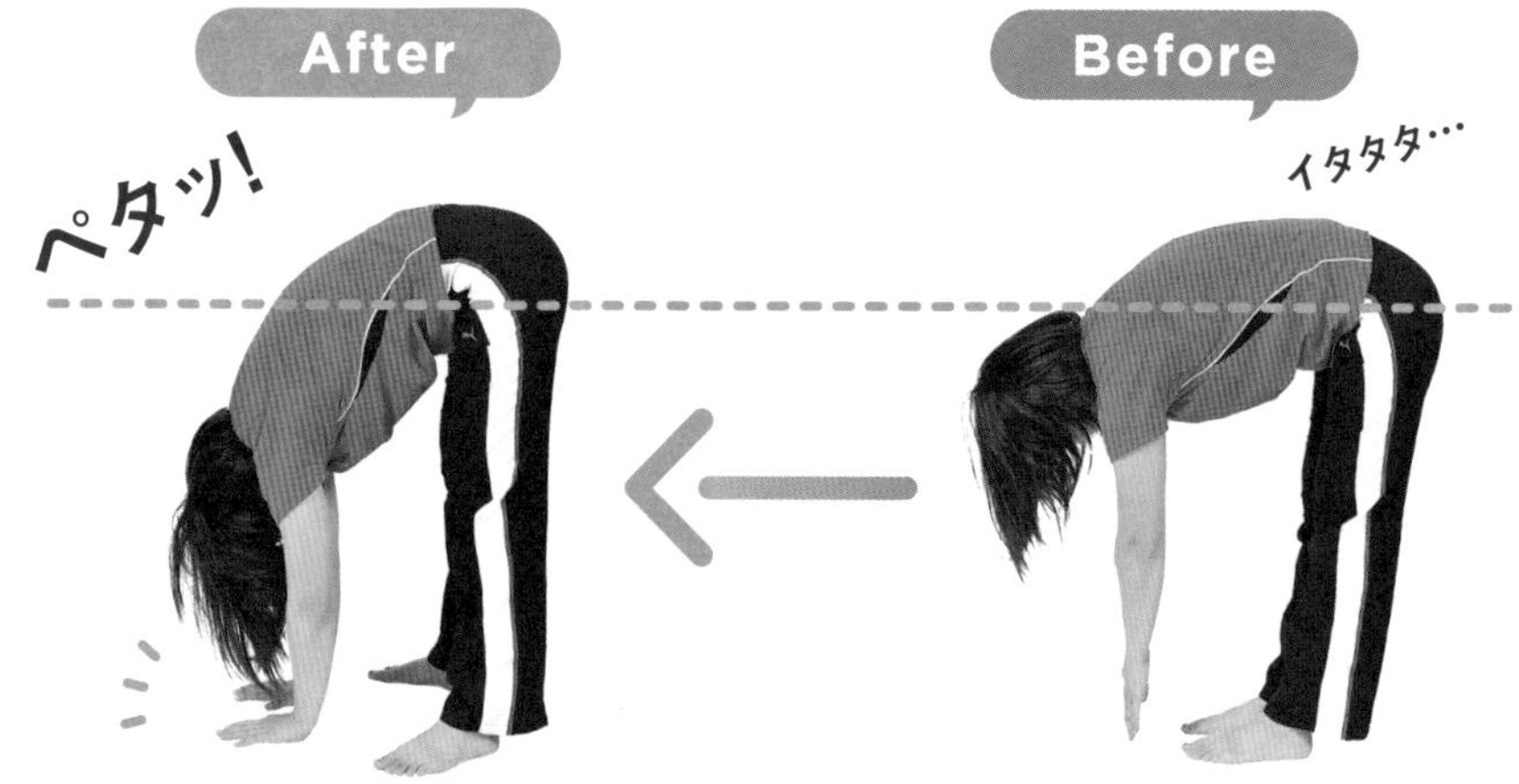


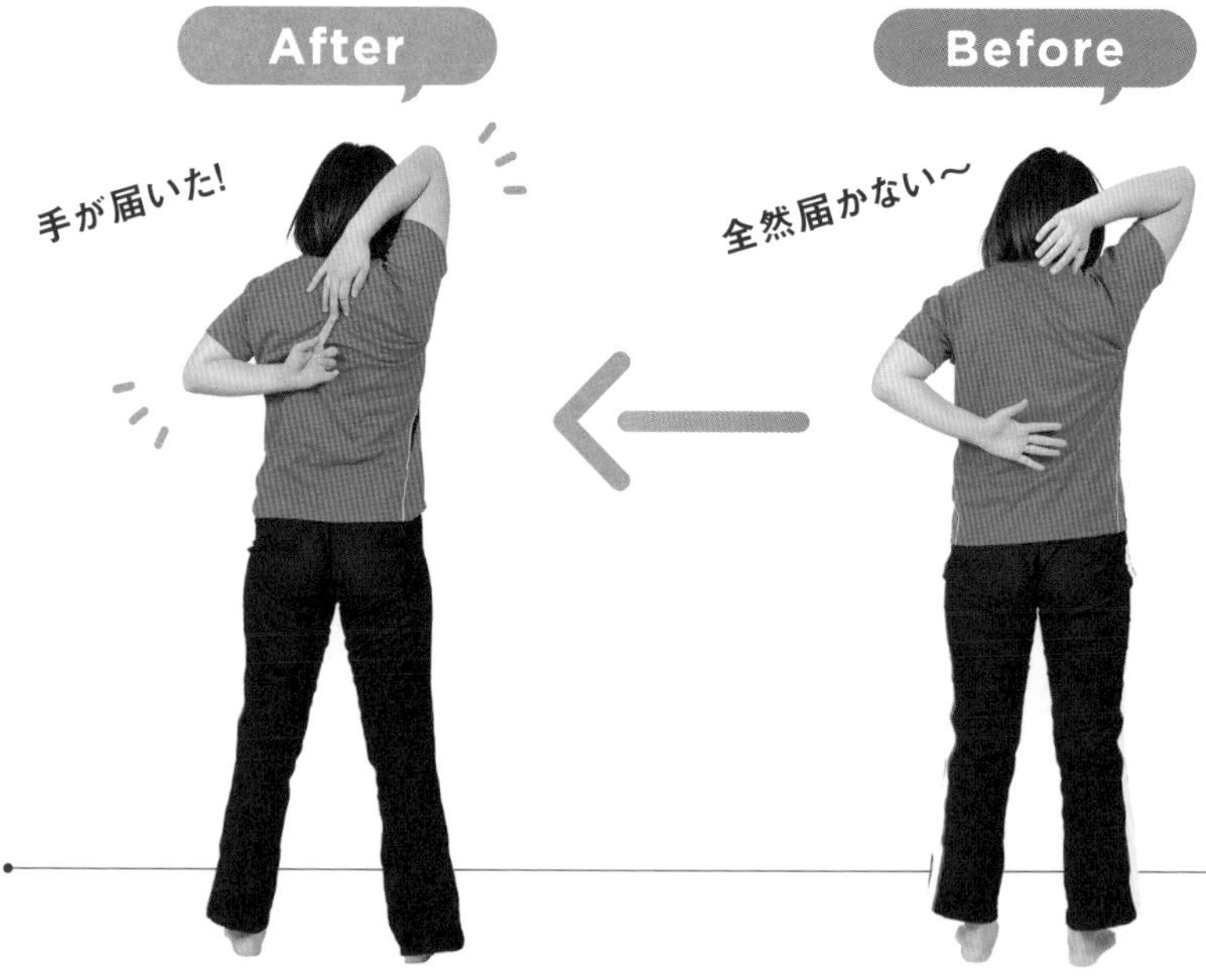

# ナチュラルポジションを身につけたら
# さらにいいことが！

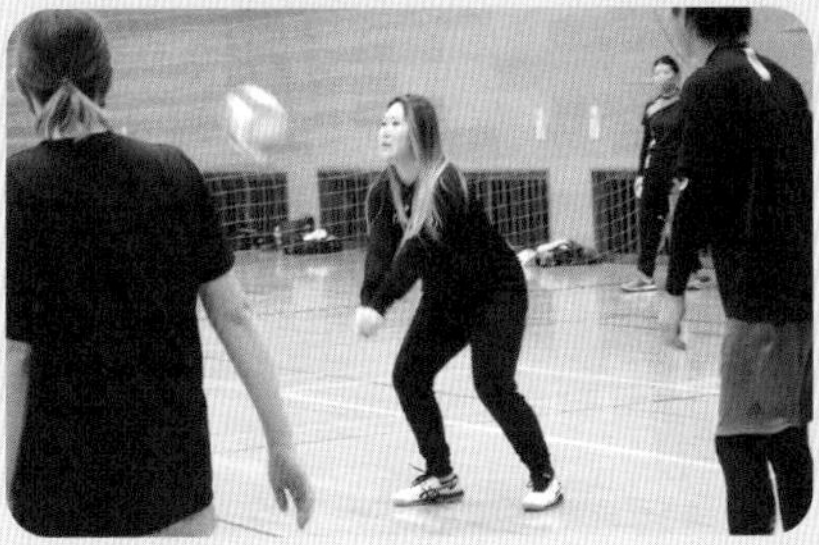

ずっと悩まされていた
慢性的なカラダの痛みが
なくなりました！
（神田瑠乃美さん）

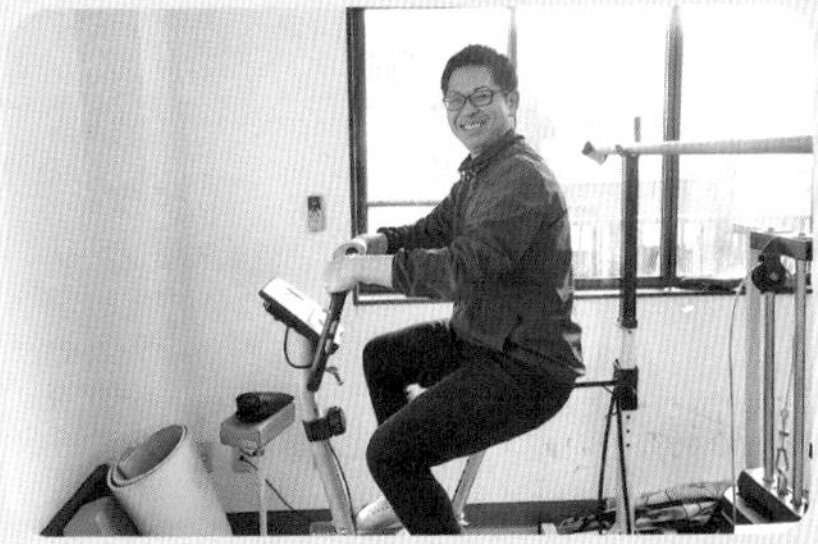

体重が減り、
動けるカラダになりました！
（野毛慶弘さん）

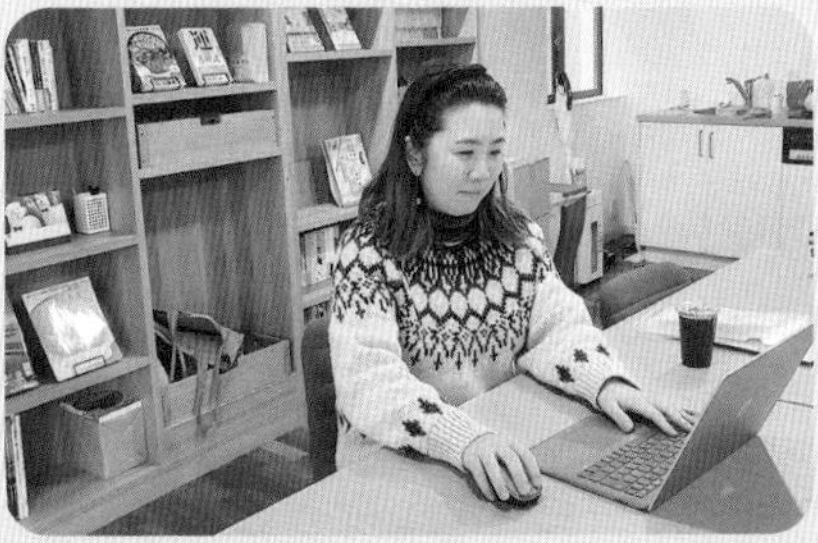

腰痛がなくなり、
仕事もスムーズに！
（田代由佳さん）

そして4週間続けた結果は134ページ！

Contents



# 第1章 「奇跡の10秒」で柔らかくなるヒミツ

# 第2章

## 究極の姿勢 ナチュラルポジションを身につける

## 第3章

# 浮遊ろっ骨を閉じる感覚が身につく「10秒ほぐし」

第4章

## ナチュラルポジションの原点！本来の自分を取り戻す「動作解析」の正体



※本書の情報は、2023年3月5日現在のものです。

# 第1章

## 「奇跡の10秒」で柔らかくなるヒミツ

どんなにダイエットをがんばっても、整体に何度も通っても、カラダがゆがんでしまっていてはすぐにもとに戻ってしまいます。理想のカラダを手に入れるために、まずは本来あるべき形に骨格を整える＝ナチュラルポジションを身につけることの大切さを学びましょう。

## 理想の自分は「姿勢」によって作られる

あなたは、自分のカラダに何を望んでいますか？

美しく見えるようにしたい。
太りにくいカラダにしたい。
姿勢を崩したくない。
柔軟性を保ちたい。
腰痛、肩コリ、ヒザ痛などに悩まされたくない。
ケガをしたくない。
健康なカラダで長生きをしたい。

望みは、人によってさまざまだと思います。

そして、できることなら、そのすべてを満たしたいのではないでしょうか。

いつまでも健康で、痛みを感じずに暮らしたい。そう願うのは自然なことであり、かつ、決して難しいことでもありません。

その想いは叶《かな》えられます。これまでに数多くのダイエット法、あるいはストレッチや体幹トレーニングが紹介されてきました。ですが、これから私が綴《つづ》るのは、それらとは一線を画すものです。


整ったカラダと健康、快適な生活は同時に実現するもの。

そのために必要なのはただひとつ。それは、「ナチュラルポジション」を身につけることです。

## キーポイントは「浮遊ろっ骨」

立つ、座る、寝る、歩く。

日常生活において、人はさまざまな姿勢、動きをします。これらは健常者であればとくに意識することなくできてしまうことですが、その際に、どのような姿勢で時間を過ごし、動くかによって、カラダは変わってきます。

運動をする、食生活に気を配る……理想のカラダを手に入れるためには、それも大切でしょう。

でも、それ以前に求められることがあります。

カラダをゆがませてはいけません。本来あるべき形に骨格を整える必要があるのです。つまり、骨格が整った状態が、「ナチュラルポジション」。

そして、「ナチュラルポジション」を得るポイントとなるのが、「浮遊ろっ骨」です。

「浮遊ろっ骨」とは、あまり聞き慣れない言葉かもしれません。

35ページのイラストを見てください。

ろっ骨は12本あります。そのなかでいちばん下にある「第12ろっ骨」と呼ばれる小さな骨が、浮遊ろっ骨。後方は背骨に関節でつながっていますが、前方は遊離してお

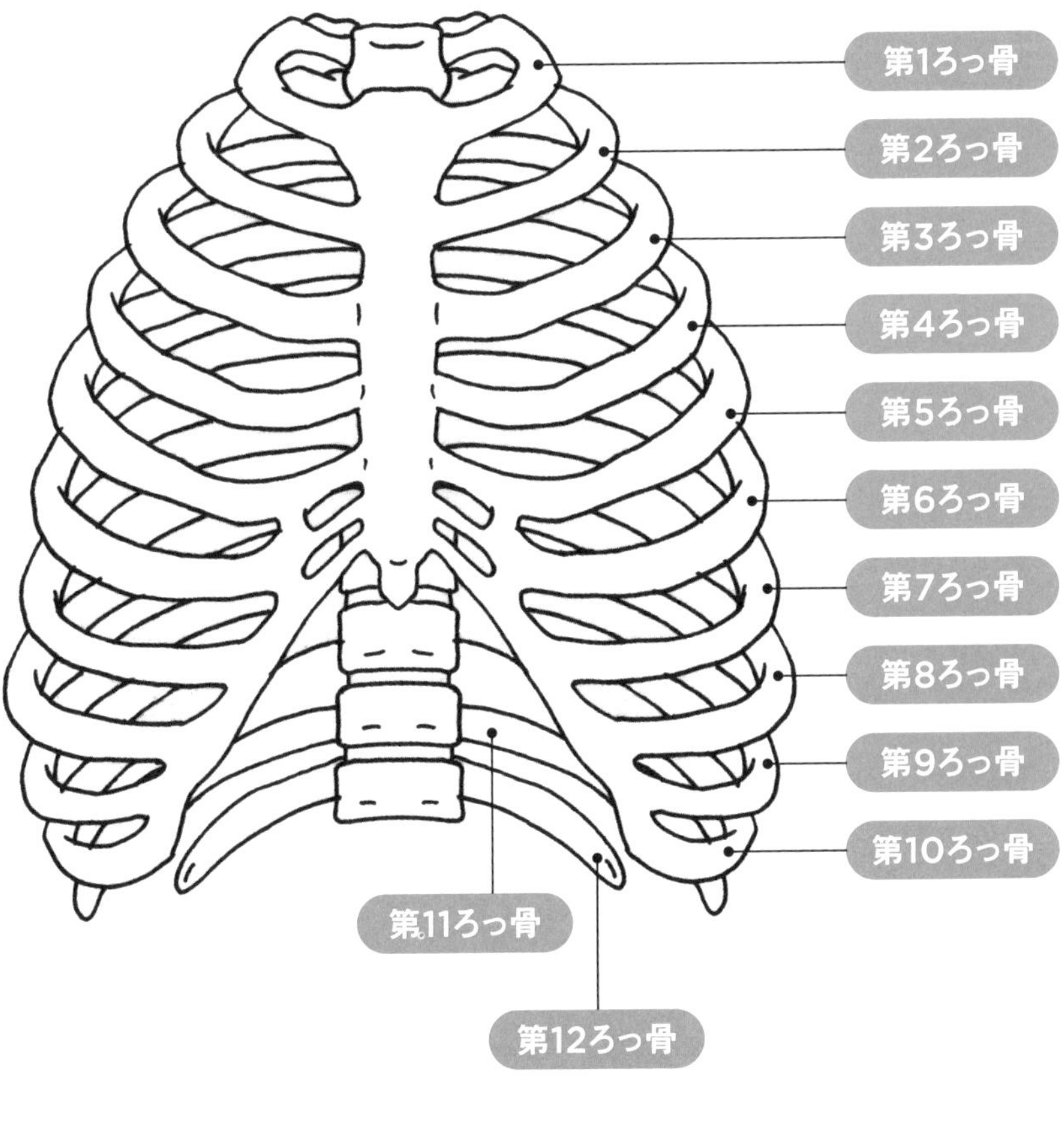
第1ろっ骨
第2ろっ骨
第3ろっ骨
第4ろっ骨
第5ろっ骨
第6ろっ骨
第7ろっ骨
第8ろっ骨
第9ろっ骨
第10ろっ骨
第11ろっ骨
第12ろっ骨

り、そのため「浮遊ろっ骨」と名付けられています。

浮遊ろっ骨はとても小さな骨ですが、カラダを動かすうえで重要な役割を果たします。前屈、後屈、側屈、回旋といった動作の起点となるのが、じつはこの小さな骨なのです。浮遊ろっ骨を意識できるか、上手に閉じることができるか否かによって、カラダは大きく変わります。

## 80歳のおばあさんの「謎めいた指導」

浮遊ろっ骨を閉じると、柔軟で太りにくく、痛めにくいカラダに変われる――。

そのことに、私がいかにして気づけたか？

思えば30年ほど前にヒントを得ていました。

１９９０年代に私は、実業団女子バレーボールチーム「久光製薬《ひさみつせいやく》（現・久光スプリングス）」のコーチを務めていました。

バレーボールはオリンピック、ワールドカップになると多大な注目を集めます。日本代表をみんなが応援してくれるのですが、当時、「女子世界最強」の座にあったのはキューバでした。ミレヤ・ルイス、レグラ・トレスらを中心に、とてつもない跳躍力を持つ選手たちがキューバには集まっていたのです。

あるとき、日本で国際大会が開かれ、チャンピオンチームであるキューバも来日しました。このような大会が開かれる場合、実業団の各チームが分担し、練習環境を含め外国チームの世話をすることになります。久光製薬は、キューバチームをサポートすることになりました。

私は興味津々でした。

キューバは、なぜあれほどまでに強いのか？

その秘密に触れられるかもしれないと思ったからです。

キューバチームの練習を見に行きました。そのときに、不思議な光景に出合ったのです。

選手は全員が黒人、監督はヨーロッパの白人、ほかに何人かのコーチも帯同しており、そのなかに80歳くらいで杖《つえ》をついて歩く女性がひとり混じっていました。

とてもコーチには見えません。ただただ場違いな雰囲気を醸している「おばあさん」でした。

そんな彼女が、チーム関係者に言ったんです。

「朝礼台を用意してもらえますか」と。

高さにして50、60センチくらいでしょうか。選手が集合したときなどに、指導者が話す際に立つ台が朝礼台です。

何をするのかと思って見ていると、そのおばあさんの前に選手が集まってきました。

ひとりずつ朝礼台の上に立ち、そこから「ピョン」という感じで床に下りるのです。

最初は前方に下りる、次に後ろ向きに下りる、斜めに下りる、回転して下りるなど、やり方は十数種類ありました。

その様子を見ておばあさんが声を出します。

「OK」、または「NO」と。

着地し「OK」と言われた選手は、ウォーミングアップを経てボールを用いた練習を始めます。

しかし、「NO」と言われた選手は、列のいちばん後ろに並んでもう一度トライすることになります。一発で「OK」になる選手もいれば、何度も何度も台から下りるように命じられている選手もいました。

## 元バレエダンサーが育てた最強チーム

これはいったい、なんなのだろうか？

練習なのか？

そして、指導をしているおばあさんは何者か？

頭のなかが「？」だらけとなった私は、チームの通訳に尋ねました。そこでわかったのは、おばあさんはソビエト連邦（現・ロシア）モスクワ出身で、元バレエダンサー。その当時の監督が就任してから、ずっとチームに帯同しているとのこと。ただ、この動きが何を意味するのかはわかりませんでした。

「ＮＯ」

そう何度も何度も言われ、２時間近くジャンプを繰り返し行っている選手がいました。20歳くらいの彼女は瞳に涙を浮かべながら台から下り続けます。チームメイトのみんなは練習しているのに自分だけ参加できなくて、焦り悲しんでいました。そんな光景を、来る日も来る日も目にしていたのです。

ときに、台を下りる前に「ＮＯ」と言われてしまう選手もいました。


当時のキューバ選手の跳躍力は、とてつもないものでした。日本の選手が真似をできるものではありません。

しかし、これは身長差によるものでもなかったのです。１７０センチ台の選手でも高く跳び、１９０センチ近い相手選手のブロックの上からスパイクを決めてしまいます。

「褐色《かっしょく》のゴムマリ集団」

そのフレーズどおりのパフォーマンスを披露していました。

なぜ、そのような動きができるのか?

「バネが違うんだよ。キューバ人と日本人の身体能力の差なんだから、これはどうすることもできないよ」

多くの人が、そんなふうに言います。

でも、それだけではないように私は感じていました。当時のキューバ選手はダイナミックなプレーを連日続けているにもかかわらず、ほとんどケガをしません。そして、激しい動きのなかにしなやかさを保っていました。

## ついにわかった「しなやかな動き」のヒミツ

久光製薬バレーボールチームから離れたあと、私は人間の身体操作について考え続け、サッカーをはじめ、多くのスポーツ選手と接してきました。また、アスリートのみならず一般の方のカラダの不調に関しても相談に乗り、指導もしてきました。その間、私のなかにずっとあったのが、キューバチームの指導法でした。あの朝礼台から下りる動きはなんだったのか――。

腰が痛くて仕方がない。ヒザの痛みを治したい。なんとかしてほしい。

そんな方々と向き合う機会が多くありました。

腰やヒザが痛いとその箇所だけを気にする人が多くいますが、それでは改善は見込めません。カラダ全体のバランスを整えなければ、健康は実現しないのです。そのことを考え続け、指導するなかで、私はあのときの「謎」を解くことができたのです。

キューバ女子バレーボールチームは、1990年代「最強」を誇っていましたが、監督が代わり、指導スタッフが一新されて以降、成績が低迷。元バレエダンサーの女性もチームを離れていました。ケガに悩まされる選手が増え、ベストメンバーがそろわなくなったことも低迷の一因だったでしょう。

最強だったころのキューバチームは、ケガをする選手がほとんどいませんでした。

じつはその理由が、あの朝礼台から、整った姿勢で下りることにあったのです。

ポイントはふたつあったのだと気づけました。

まずひとつは、朝礼台から下りる前の姿勢。このときにナチュラルポジションになっているかどうかを元バレエダンサーの女性はチェックしていたのです。腰を反らせてしまい、骨盤をニュートラルに保てていない選手に対して「NO」と言い続けていたのでしょう。

ふたつ目は着地。「OK」と彼女から言われる選手は、かかとからではなくつま先から静かに足を接地させていました。かかとから下りると、ヒザを痛めます。しかし、つま先から下りれば、ヒザへの負担は軽減されます。また、ここで整った着地姿勢を作ることが、キューバ選手の驚異的なジャンプ力にもつながっていたのです。本題から逸れるのでここでは深くは触れませんが、彼女たちの安定したジャンプ力は、安定した着地によって養われていたということです。

ナチュラルポジションに通じるのは、ひとつ目の、朝礼台から下りるときの姿勢です。それは、バレエに用いられる立ち方、「浮遊ろっ骨を閉じた姿勢」を基本としていたのでしょう。

カラダ全体がリラックス状態で、それでいてすぐに動き出せる姿勢。それが、ナチュラルポジション――。

それは、人間がカラダをわずか10秒ほどでほぐせる姿勢でもあるのです。

## 「太る」か「太らない」かは姿勢で決まる

すべては、ナチュラルポジションから始まります。

これは、アスリートがパフォーマンスを向上させるためだけに必要なことではありません。私たちが、日常生活を快適に過ごすためにも欠かせないものです。

ケガをしたくない、肩コリや腰痛、ヒザ痛に悩まされたくない。また、カラダをつねに柔らかくしなやかに保ちたい、太りたくないといった願いを叶えてくれるものでもあります。

ナチュラルポジションは、じつに機能的で美しい姿勢です。地面に対して垂直に立つ。

このとき、頭頂に糸をつけられ真上に引っ張られるイメージを持ってください。重力に抗《あらが》い、カラダが頭頂から真上に引き上げられる感じです。その際に、肩（肩甲骨《けんこうこつ》）は上げません。無理に肩を下げるのではなく、位置を変えないようにします。視線は正面に向け、耳の位置が肩の真上にきているかも確認して立つのです。

こう書くとチェックするポイントが多いように感じられるでしょうが、それほど難しいことではありません。

カラダが真上に引き上げられるイメージを持って、自然な形、リラックスした状態で立つ。シンプルにイメージして構いません。背中を丸めて重力に負けている姿勢で長年過ごしてきた方には、最初は「きつい」と感じることでしょう。でも、慣れると心地良さが得られます。

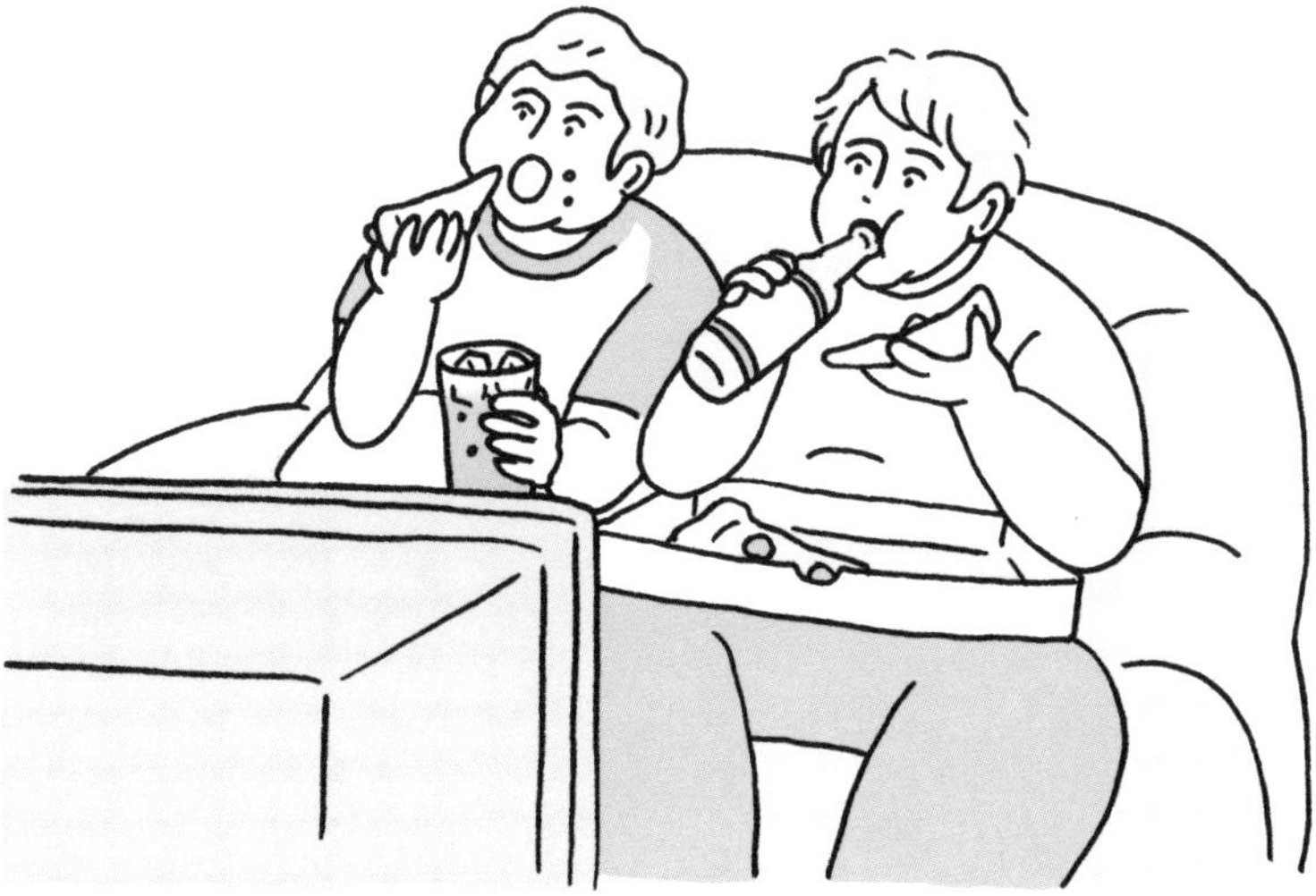

このナチュラルポジションが作れたとき、浮遊ろっ骨は閉じています。

浮遊ろっ骨が閉じている状態、それが「太りにくいカラダを作る姿勢」。これを自然に保てている人もいます。そんな人は、性別、年齢にかかわらず美しい体型を維持しており、その理由は、暴飲暴食に走らないシステムが確立されているからにほかなりません。

浮遊ろっ骨が閉じた状態を維持すると、それほどに空腹感を感じず、適量の食事で満足感が得られます。逆に浮遊ろっ骨が開いた状態のままでいると、食べても食べても満足感が得られず過食に走ることになるのです。

みなさんも右ページのイラストのような様子を、一度は目にしたことがあるのではないかと思います。

週末のアメリカ、家で家族や仲間たちとNFL（アメリカンフットボール）やNBA（プロバスケットボール）、MLB（メジャーリーグ・ベースボール）をテレビ観戦しながら、ソファに腰を下ろし、ビールを飲み、ピザやハンバーガー、フライドポテトを口に運んでいるイメージビジュアルです。

これが、浮遊ろっ骨が開いた状態の典型。この姿勢を続けていると食欲が収まらず過食に至り、太ることが避けられなくなるのです。

また、これは多くの人が勘違いしていることですが、「良い姿勢」＝「胸を張ること」だと思い込んでいる場合があります。

でも、そうではありません。

胸部を前に突き出すようにして立つと、上半身に無理に力を込め腰を反らせてしまい、その姿勢を保つのに疲れを感じるだけでカラダのバランスも崩してしまいます。なおかつ、この姿勢からスムーズな動き出しはできません。

ナチュラルポジションは、カラダのどこかに力を入れる必要はありません。

肩の力を抜いた状態で、フワッと浮き上がるイメージでまっすぐに立つ。それだけでよいのです。すると自然に、足の真上に骨盤が置かれ、その上に頭がきます。横から見た場合、耳、肩、骨盤、足が一直線上に並んでいる状態で、このときに浮遊ろっ骨が閉じます。

## ゆがみを生む「回内」とは?

本書には、「回内」「回外」という言葉が、たびたび登場します。

本編に入る前に少し説明しておきましょう。

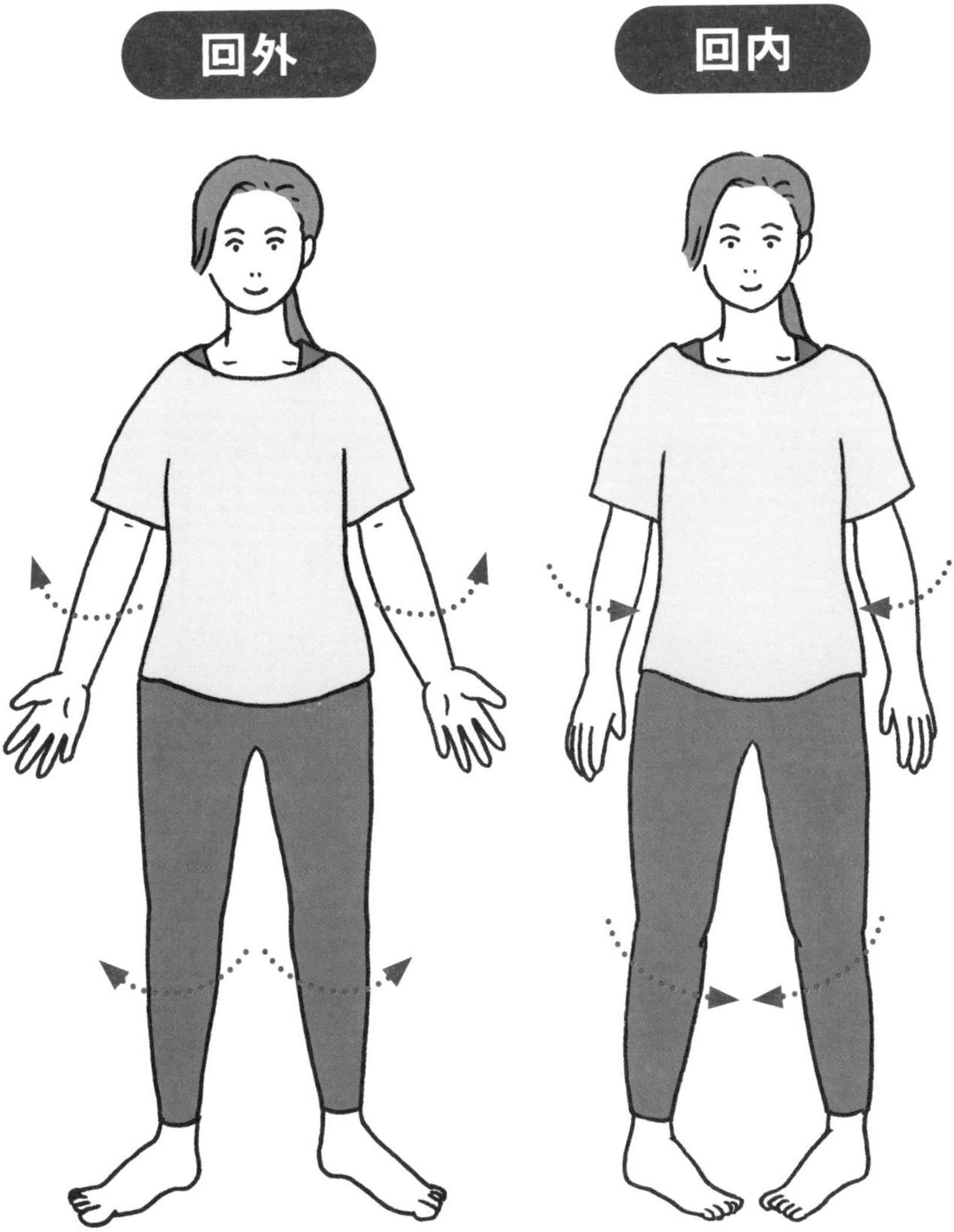
回外
回内

49ページのイラストを見てください。

「回内」とは骨と筋肉の内旋運動、「回外」は骨と筋肉の外旋運動のことです。

日本人はとくに「回内」状態の人が多く見られ、姿勢にゆがみが生じやすくなっています。そのため、つねに「回外」を意識し、姿勢を正す必要があります。

また、女性はヒザを内側に入れ、下半身を「回内」させる傾向が強くあり、これもカラダのゆがみにつながります。「ナチュラルポジション」を得るためには改善が必要。とはいえ、椅子に座る際にヒザを広げることには抵抗もあるでしょう。ならば、一度足を股関節《こかんせつ》から「回外」させ、そのあとに両ヒザを中央に寄せることをおすすめします。

第2章からは、具体的に姿勢の作り方、また動き方を解説します。浮遊ろっ骨が閉じることを意識し、ナチュラルポジションを体得してください。それができたとき、あなたのカラダへの願いは叶います。

上に上に、グ〜〜〜〜〜ッと

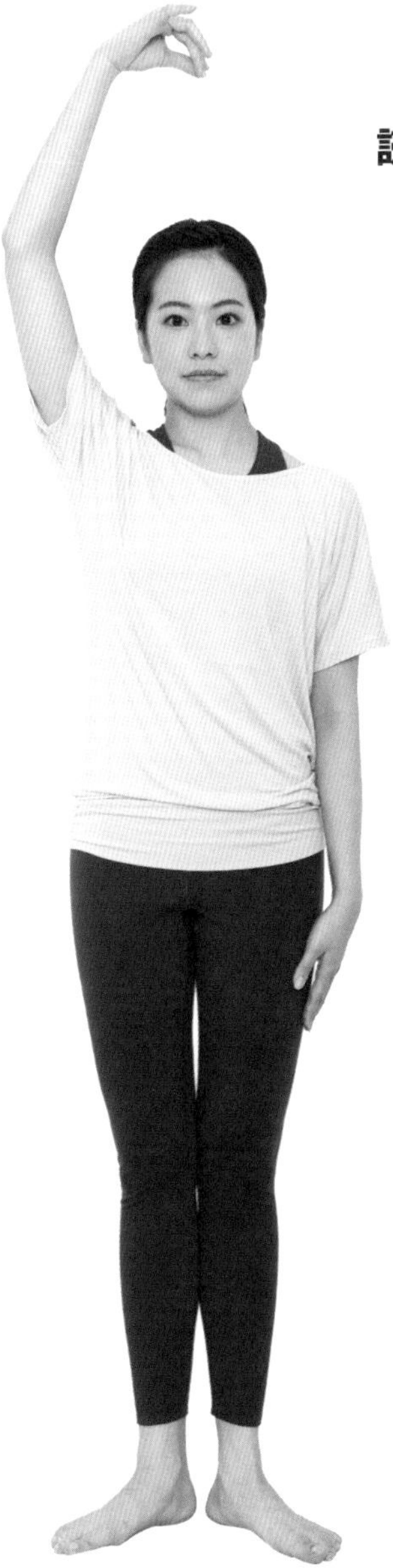

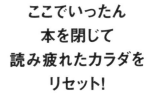

**ここでいったん
本を閉じて
読み疲れたカラダを
リセット!**

Interview01

# 夏嶋先生のおかげで人生変わりました

## 久保竜彦《くぼたつひこ》さん

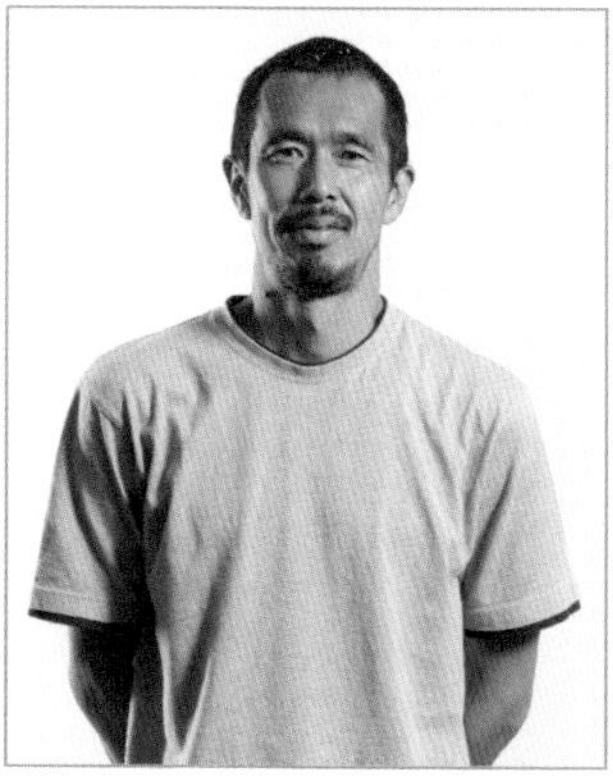

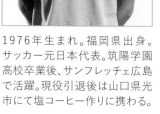

1976年生まれ。福岡県出身。サッカー元日本代表。筑陽学園高校卒業後、サンフレッチェ広島で活躍。現役引退後は山口県光市にて塩コーヒー作りに携わる。

夏嶋先生と初めてお会いしたのは、サンフレッチェ広島から横浜マリノスに移籍した2003年。このとき、私は腰とヒザの痛みに悩まされ、思うようなパフォーマンスができず、試合にも出られない状態でした。チームのトレーナーに相談し、病院はもちろん、いろいろな治療院にも行きました。でも、改善しません。そんなときにチーム関係者から紹介され夏嶋先生を訪ねたんです。

あの日のことは忘れられません。

夏嶋先生にテーピングを施すなどの治療をしてもらいました。すると、腰とヒザの痛みが消えたんです。驚きました。でも、同時にこうも言われました。

「足指の力が弱い。完全に治ったわけじゃないぞ、足指を鍛えることが必要だ」

ですがあのころは、先生の言葉を本当の意味で理解していませんでした。『試合のあいだだけ痛みが消えてくれたら』としか考えていなかったのです。その後なんとかプレーできる状態にカラダが戻ったこともあり、夏嶋先生とは疎遠になっていました。

数年後、私はまた絶望の淵にいました。

横浜マリノスから横浜FCに移籍した2007年ごろ、ヒザの痛みがさらに激しくなっていたのです。サッカーはおろか、日常生活にも支障をきたす状態でした。この年のオフに静岡・御殿場でチームのキャンプが行われ、私も参加しました。全力で走れず、ジョギング程度でカラダを動かすことがやっとのコンディション。あの日も、ゆっくりとジョギングをしていました。すると、私を呼ぶ声が聞こえたんです。

振り返ると夏嶋先生がいて、久しぶりにいろいろな話をしました。

「もうカラダがガタガタで動きません。今年限りで現役を引退するつもりです」

そう告げると先生は、こう言ったんです。

「だったら俺のところに来い。治してやる」

そのまま私は御殿場に残り、先生から治療につながる指導を受けることにしました。年をまたいで約3カ月、先生と一緒に過ごしました。以前に治療してもらったときとは違い、本気でカラダを治す決意をしました。

「浮指になっている。これを治せばカラダは必ずラクになる」

言われるまま、足指を浮かしてかかとで立つのではなく、足指で立ち歩く練習をしました。最初は痛くて辛かったのですが、続けるなかで私のカラダに変化が表れました。痛みがやわらいだだけではなく、バランスが整った感覚が生じました。足指を使えるようにすることで、骨格を本来あるべき状態に戻してもらえたからだと思います。

（これで、またサッカーがやれる）

そう自信を取り戻した私は、Jリーグのトライアウトに参加し、古巣であるサンフレッチェ広島と契約を交わすことができ、ピッチに戻れたのです。6年後の2014年に私は現役を引退しますが、夏嶋先生のおかげで長くサッカー人生を送ることができました。先生には感謝しかありません。

# 第2章

# 究極の姿勢
# ナチュラルポジションを
# 身につける

立つ、座る、歩く、起き上がる――どれも毎日行うカラダを使った動作です。これらをゆがんだカラダのまま続けていると、脂肪がつきやすくなったり、痛みが発生したりと、カラダに悪影響を与え続けることになってしまいます。まずはナチュラルポジションでの基本の動きを学び、日々の動作を少しずつ変えていきましょう。

## ■■「ナチュラルポジションの基本姿勢」を身につけよう

立つことは、日常的な基本動作です。そして立ち姿勢は、日々の生活のなかで、あなたが思っている以上に周囲から見られています。

あなたは重力に負けるように腰を落とし、肩を前に出し、背中を丸めて立っていませんか？

いま「ハッ！」とされた方は、鏡の前に横向きで立ち、自分の姿勢を確認してみてください。無意識のうちに不格好な姿勢を続けていたことに気づくはずです。

気づいたときが改善時。これを機会に、立ち姿勢を自然で整ったものに変えていきましょう。

**ナチュラルポジションの立ち姿勢とは、地面に対して垂直になる立ち方**です。

具体的に言えば、足の真上に骨盤を置き、その上に頭がくるようにします。耳、肩、骨盤、足が一直線になるように意識してください。このとき、浮遊ろっ骨は閉じた状態です。この立ち姿勢を真上から見ると、両肩を結ぶラインの中央に頭があり、背中は見えません。

猫背の人は両腕を「回内」させて、耳が肩より前に出てしまっています。また、骨盤も足の真上に置かれていません。「この姿勢がラクだ」と感じている人もいますが、それは見た目の美しさを欠くだけではなく、健康上、大きな危険をはらみます。年齢を重ねるなかで、カラダを支えている支持筋は徐々に衰え始めます。その過程で腰に多大な負荷をかけることになり、腰痛を引き起こす可能性が高まるのです。

また、胸を張り、背中から腰を反らした状態を良い姿勢だと思っている人もいますが、これもいただけません。胸を張りすぎると肩の位置が骨盤の後方にずれ、腰に負担をかけてしまいます。この姿勢を続けると、上半身の重さを分散させることができないことから、腰痛を引き起こす原因を作ることになります。

長く健康を保ちたいと願うなら、理にかなった立ち姿勢を身につけましょう。

# ナチュラルポジションI
# 立ち姿勢バージョン

## 前から見た姿勢

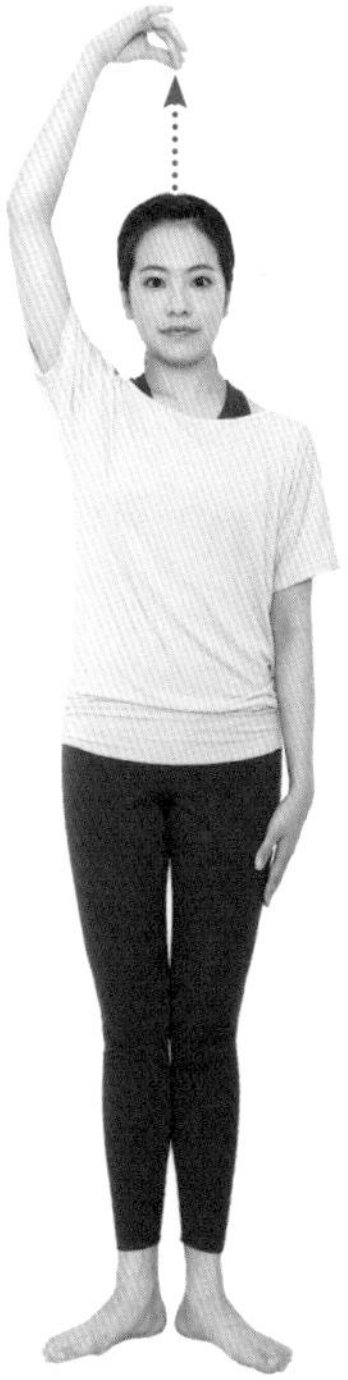

頭頂に糸をつけ、それを真上に引っ張るイメージで立ちます。実際に片手を用いてやってみましょう。

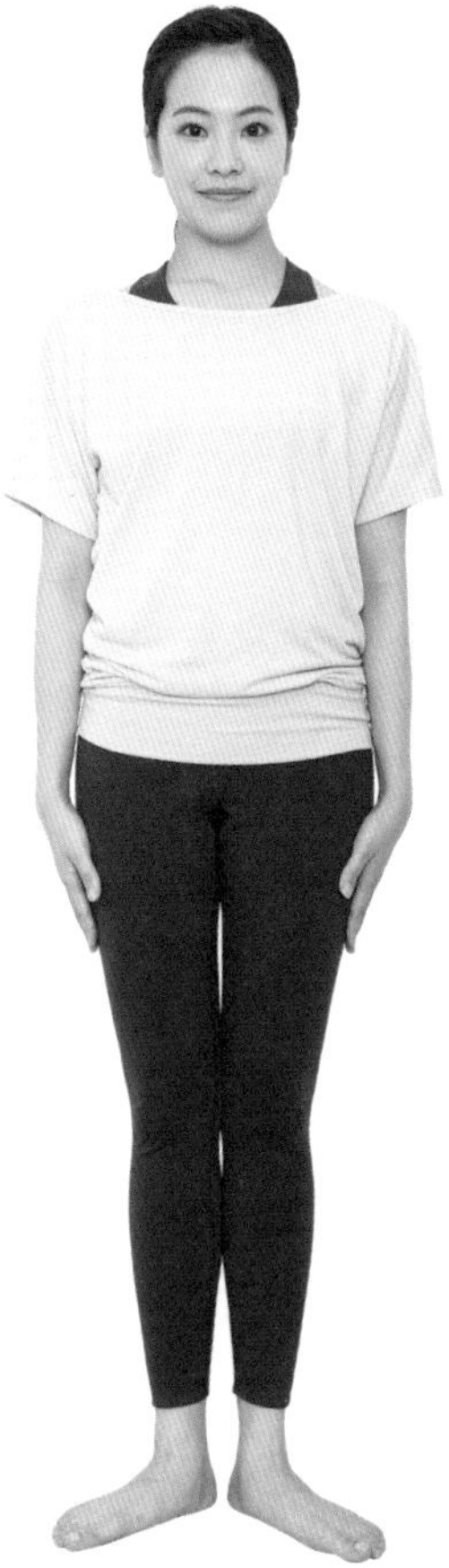

視線を正面に向け、まっすぐに立ちます。つま先はまっすぐ前に向けるのではなく、左右に開いて「回外」を意識します。

郵便はがき

105-0003

切手を
お貼りください

（受取人）
**東京都港区西新橋2-23-1**
**3東洋海事ビル**
（株）アスコム

**10秒でほぐす**

**読者　係**

本書をお買いあげ頂き、誠にありがとうございました。お手数ですが、今後の出版の参考のため各項目にご記入のうえ、弊社までご返送ください。

| | | |
|---|---|---|
| お名前 | 男・女 | 才 |
| ご住所　〒 | | |
| Tel | E-mail | |
| この本の満足度は何％ですか？ | | ％ |

今後、著者や新刊に関する情報、新企画へのアンケート、セミナーのご案内などを郵送またはeメールにて送付させていただいてもよろしいでしょうか？
□はい　□いいえ

返送いただいた方の中から**抽選で3名**の方に
**図書カード3000円分**をプレゼントさせていただきます。

当選の発表はプレゼント商品の発送をもって代えさせていただきます。
※ご記入いただいた個人情報はプレゼントの発送以外に利用することはありません。
※本書へのご意見・ご感想およびその要旨に関しては、本書の広告などに文面を掲載させていただく場合がございます。

●本書へのご意見・ご感想をお聞かせください。

ご協力ありがとうございました。

## まずは正しい立ち方を知っておきましょう。
## これが「ナチュラルポジション」です。

**後ろから見た姿勢**

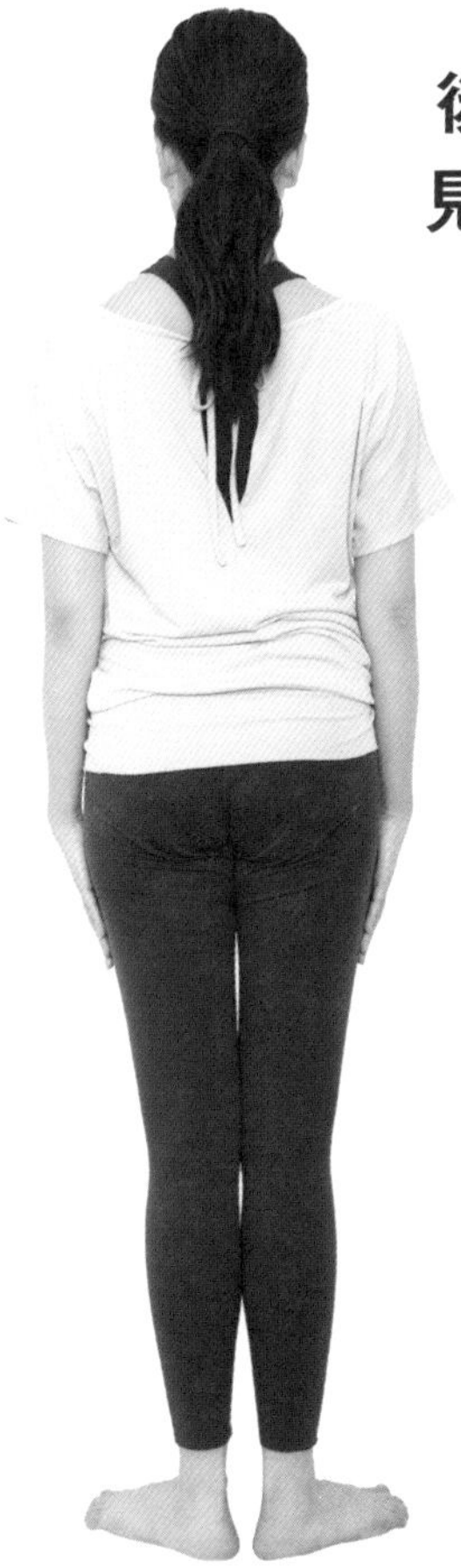

真上に引っ張られるイメージですが、両肩が上がらないように気をつけましょう。この姿勢を保ったとき、浮遊ろっ骨は閉じています。

**横から見た姿勢**

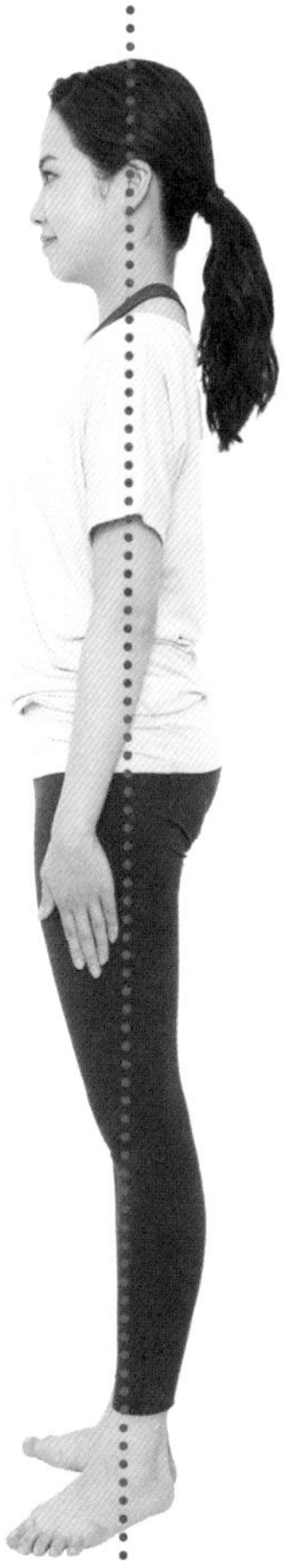

顔を前方に突き出したり、胸を張りすぎたりしないようにしましょう。耳と肩の位置を同じライン上にそろえるイメージで立ちます。

NG!

「回内」も「反らす」のもダメ!
浮遊ろっ骨が開いてしまいます。

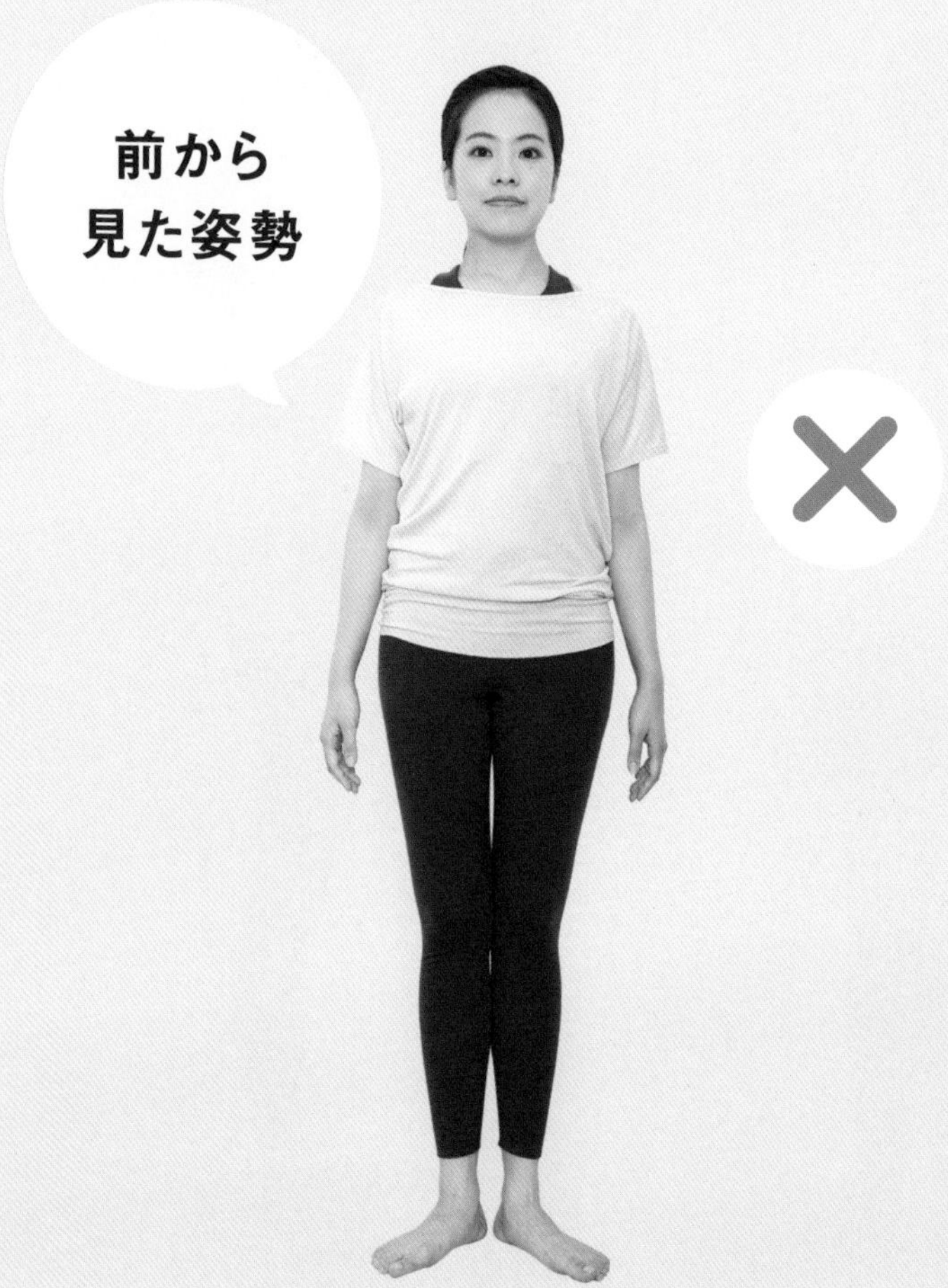


胸を張りすぎていて、上半身に
過剰に力が込められています。
力んだ姿勢は疲れるだけで、カ
ラダの柔らかさは得られません。

**横から
見た姿勢**

**前から
見た姿勢**

✕

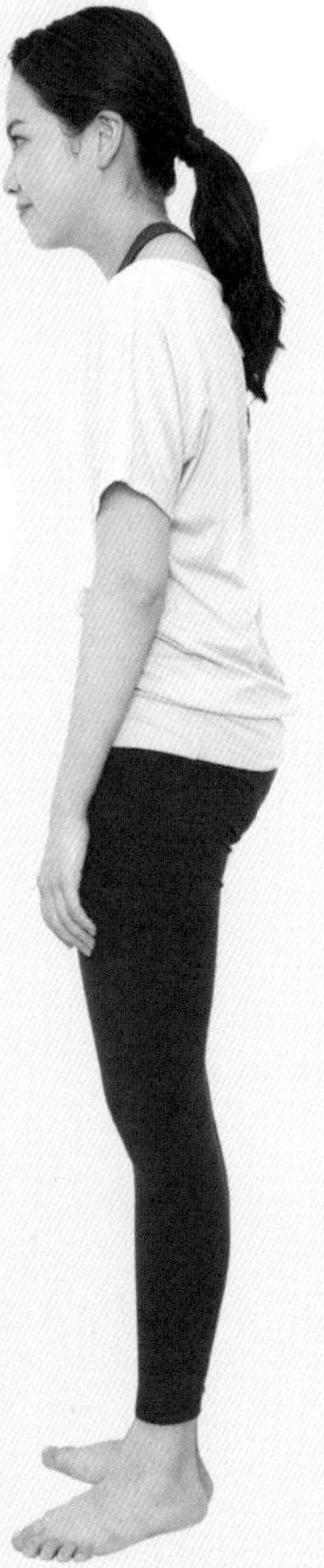

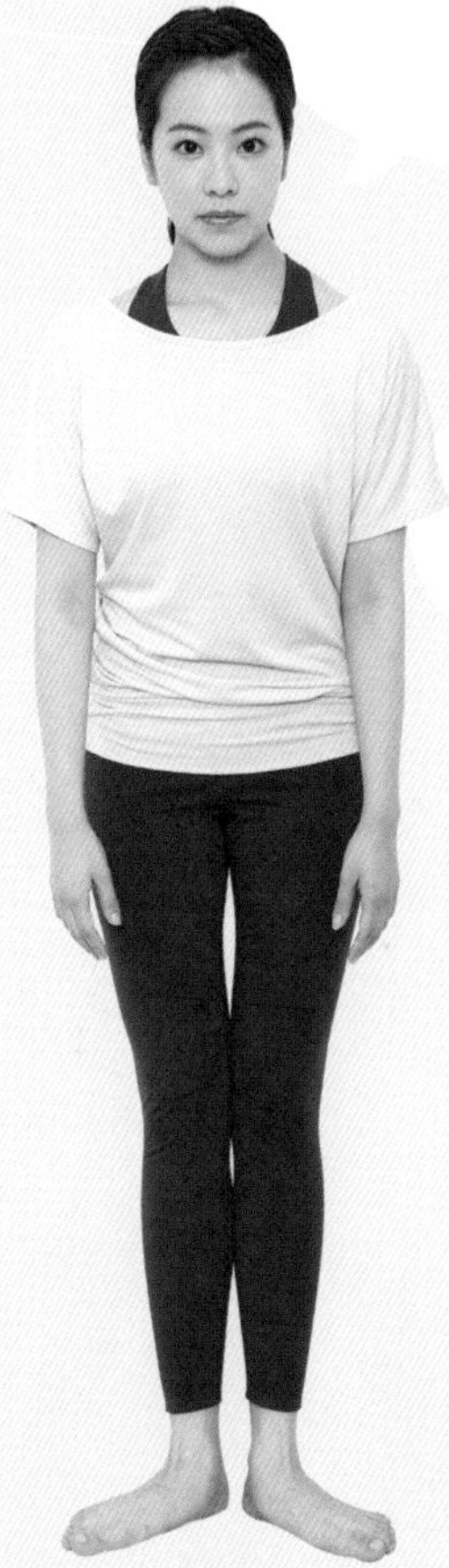

✕

頭部が前方に寄っていて、耳と肩のラインもそろっていません。背中から腰にかけて反りが生じ、ゆがんでしまいます。

頭頂を真上に引っ張られるイメージができておらず、重力に負けてカラダが沈んでいます。足もX脚になってしまっています。

# ナチュラルポジションⅠ 立ち姿勢バージョン（応用編）

## 立ち方B

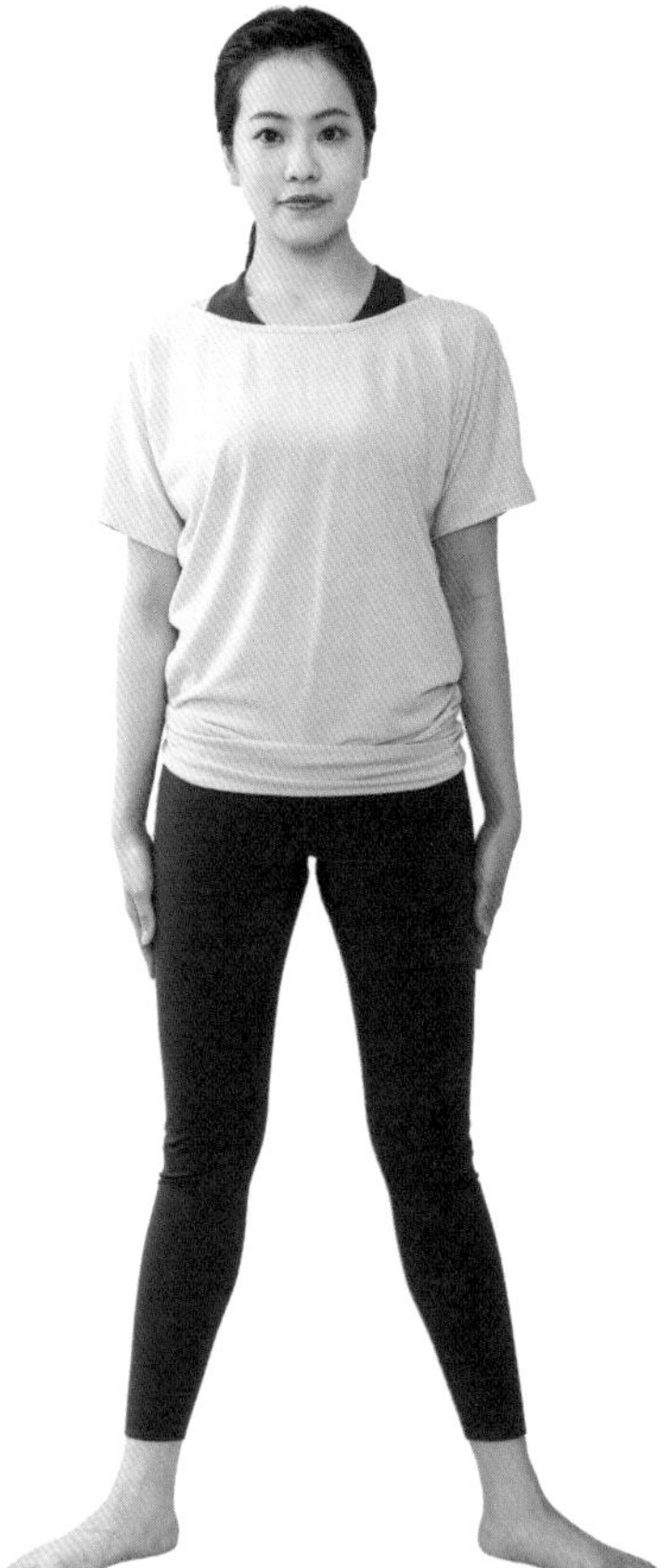

上半身は右の姿勢を保ったまま、両足を広げて立ちます。バランスが保ちやすくなり、長時間の立ち仕事等に活用できます（バレエの立ち方2番）。

## 立ち方A

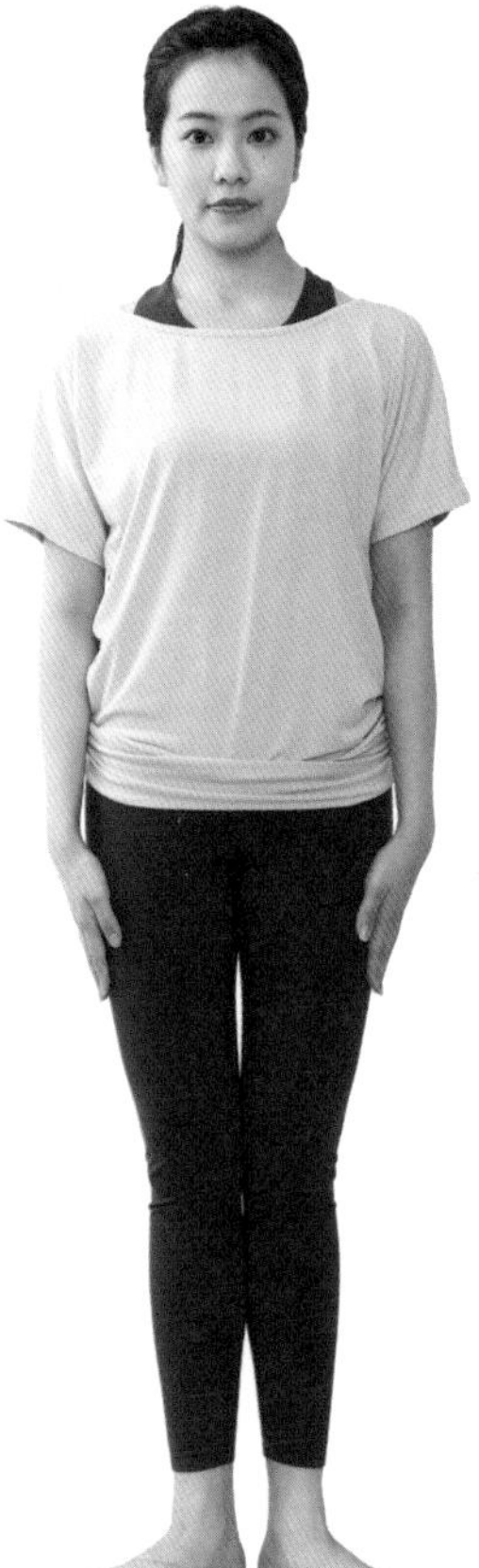

ナチュラルポジションの基本形。頭頂を真上に引っ張られるイメージで、リラックスして立ちます（58ページ参照）。

## バレエにおける基本姿勢をもとに、日常生活にも用いられる立ち姿勢をご紹介します。

**立ち方D**

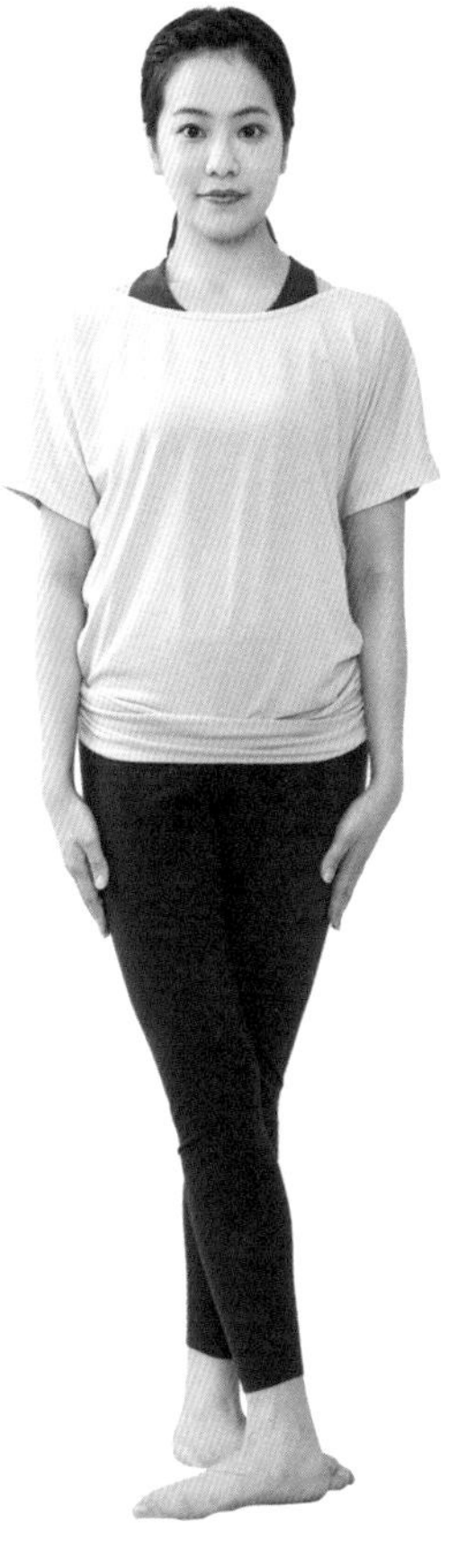

右の姿勢からさらに足を密着させた立ち方です。これは、かなりの上級者向け。「回外」を強く意識づけできます(バレエの立ち方5番)。

**立ち方C**

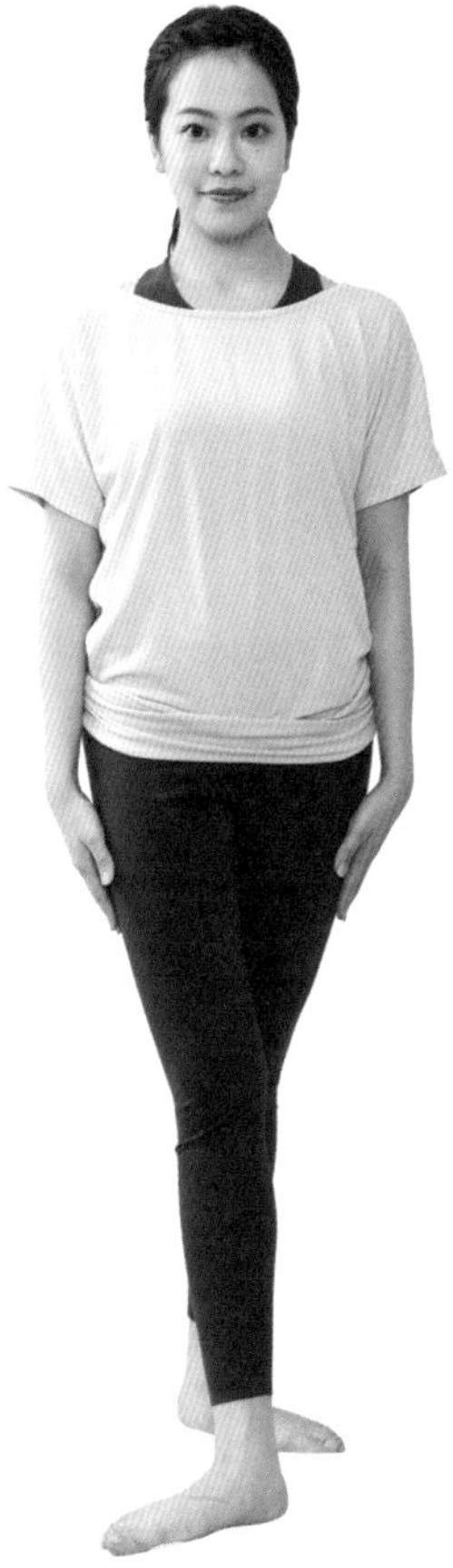

「回外」させた両足を前後に配します。ここまで「回外」できない場合でも、つま先を外側に向けるよう心がけましょう(バレエの立ち方4番)。

# 習慣化にチャレンジ！
# 洗い物編

日常生活でも、つねにナチュラルポジションを意識して生活してみましょう。

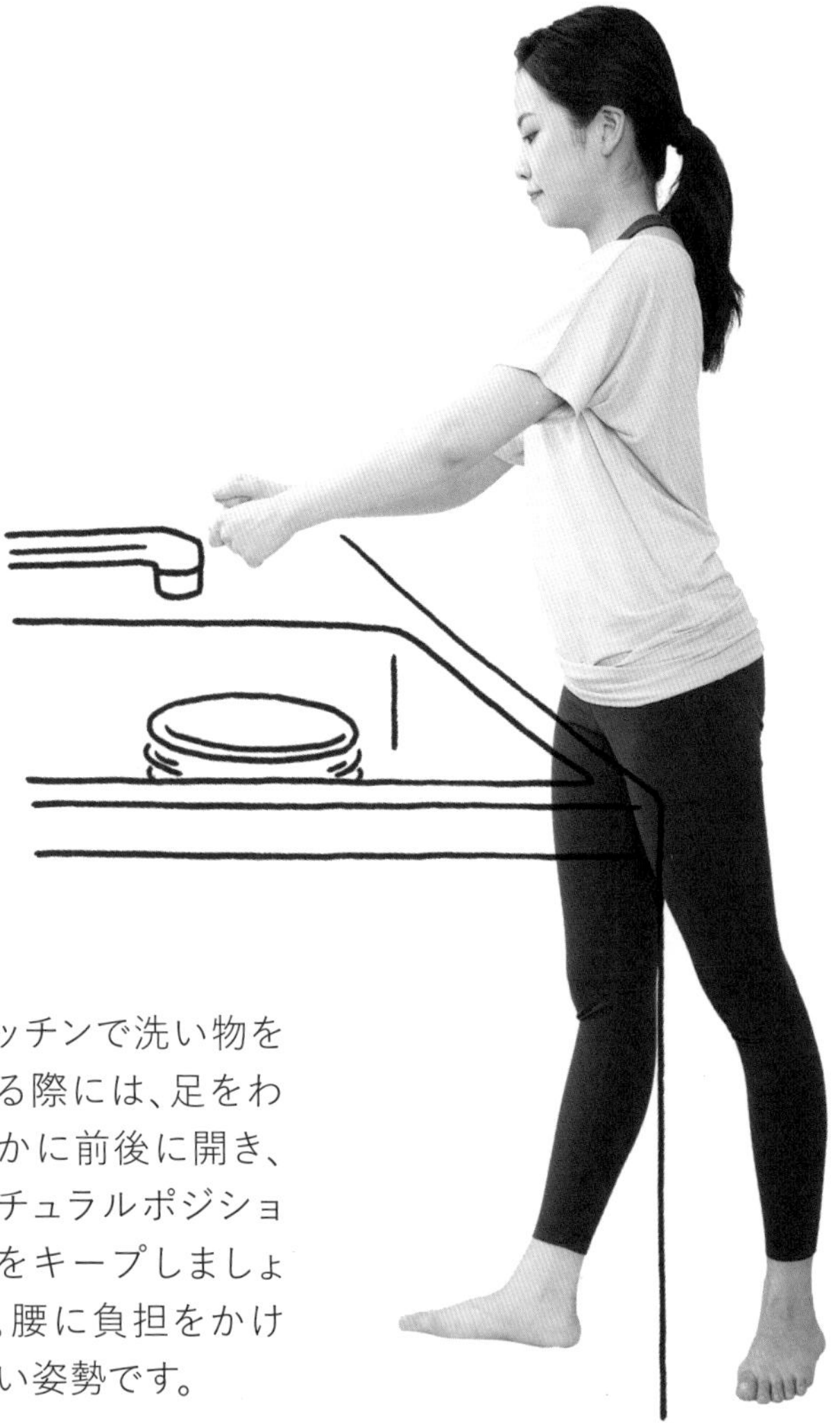

キッチンで洗い物をする際には、足をわずかに前後に開き、ナチュラルポジションをキープしましょう。腰に負担をかけない姿勢です。

## NG!

### 背中を反らせたり曲げたりしては いけません!

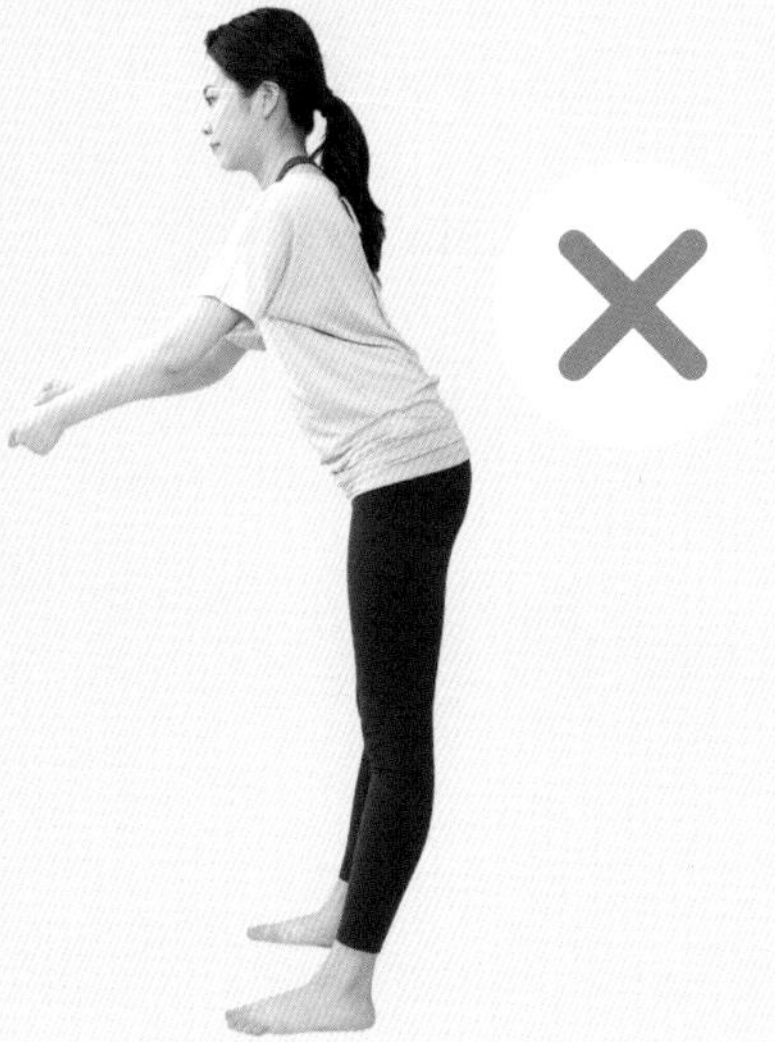

洗い物をする際は、手の動きに集中してしまうため、腰を反らせたままの姿勢で固定してしまいがちです。この姿勢を続けると、カラダを硬化させて腰痛を招きかねません。

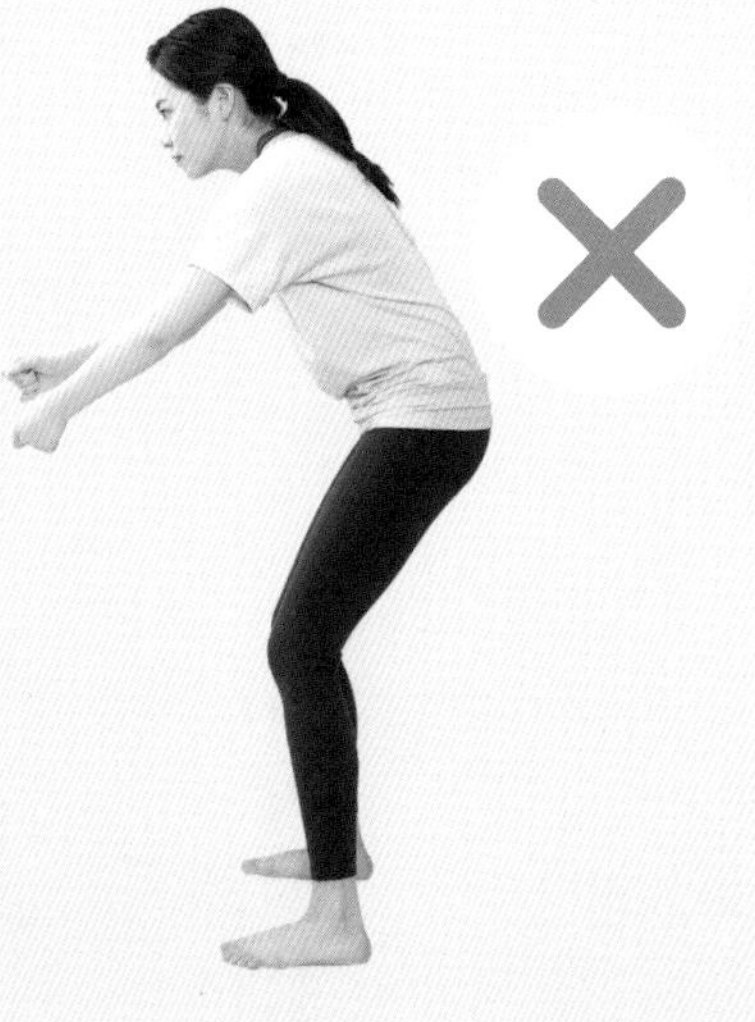

手先に集中するがゆえに背中を丸めてしまうこともよくありますから、注意しましょう。この姿勢もカラダを硬化させ、腰を痛める原因になります。

## ■■ 肩コリ、腰痛の原因は座り方にあり！

長時間のデスクワークに勤しんでいる方が多くいます。それは、新型コロナウイルス感染症拡大以降、リモートワークに切り替わった方も同じでしょう。

「ずっと同じ姿勢で座っていると肩がこって仕方がない」

「座り続けていると、腰が痛くなってしまう」

そんな悩み相談を数多く受けてきました。

肩コリ、腰痛の原因は、長時間座っていることにあるのではありません。座り方にあるのです。

あなたは、椅子にどのような姿勢で座っていますか？

重力に負ける形で腰を落とし、上半身を「回内」させて、カラダをだらっと沈めていませんか？

もしくは、パソコンの画面に見入るあまりに顔を前に突き出し、耳の位置を肩よりも前に出し、背中から腰にかけてを反らせていませんか?

**そんな姿勢で座っていたならカラダをしなやかに保つのは難しく、肩コリ、腰痛などを引き起こすのは必然**です。

柔軟性を保ち、長く健康で過ごしたいと願うのであれば、ナチュラルポジションでの座り方を身につける必要があります。

基本は、「ナチュラルポジションⅠ　立ち姿勢バージョン」と同じです。

頭頂を真上に引っ張られているイメージで、肩は上げないリラックス状態を保ちます。耳と肩のラインもそろえるように意識しましょう。

そしてもうひとつ、**足は股関節から「回外」させます**。ここを「回内」させてしまうと上半身も同様となり、肩や腰に負荷をかけることになってしまいます。

座った状態での「ナチュラルポジション」を習慣化していきましょう。

# ナチュラルポジションⅡ
# 座り方バージョン

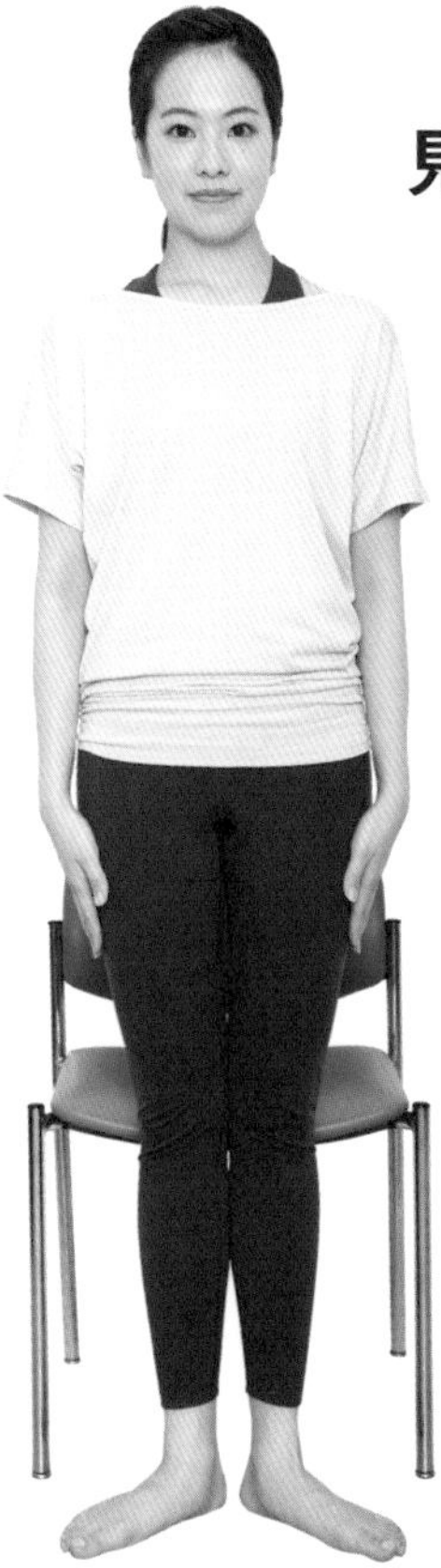

前から
見た姿勢

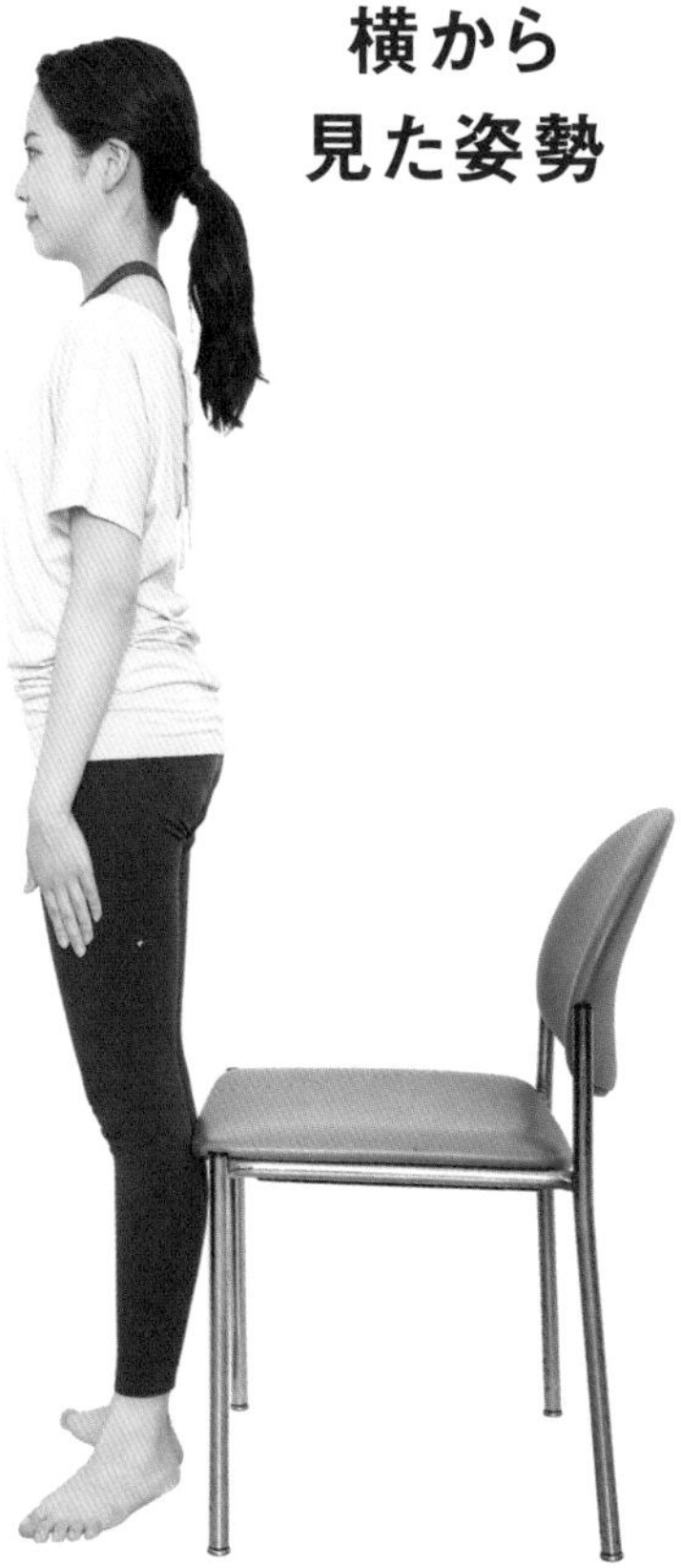

横から
見た姿勢

視線はまっすぐ前方に向け、リラックスした姿勢で、浮遊ろっ骨を閉じたナチュラルポジションで椅子の前に立ちます。

ヒザの裏側、もしくはヒザ裏の少し下あたりを椅子に接して立ちます。椅子から離れすぎて立つと、姿勢を崩さずに座るのが難しくなります。

## カラダに負担をかけない座り方です。
## ナチュラルポジションを崩さずに行います。

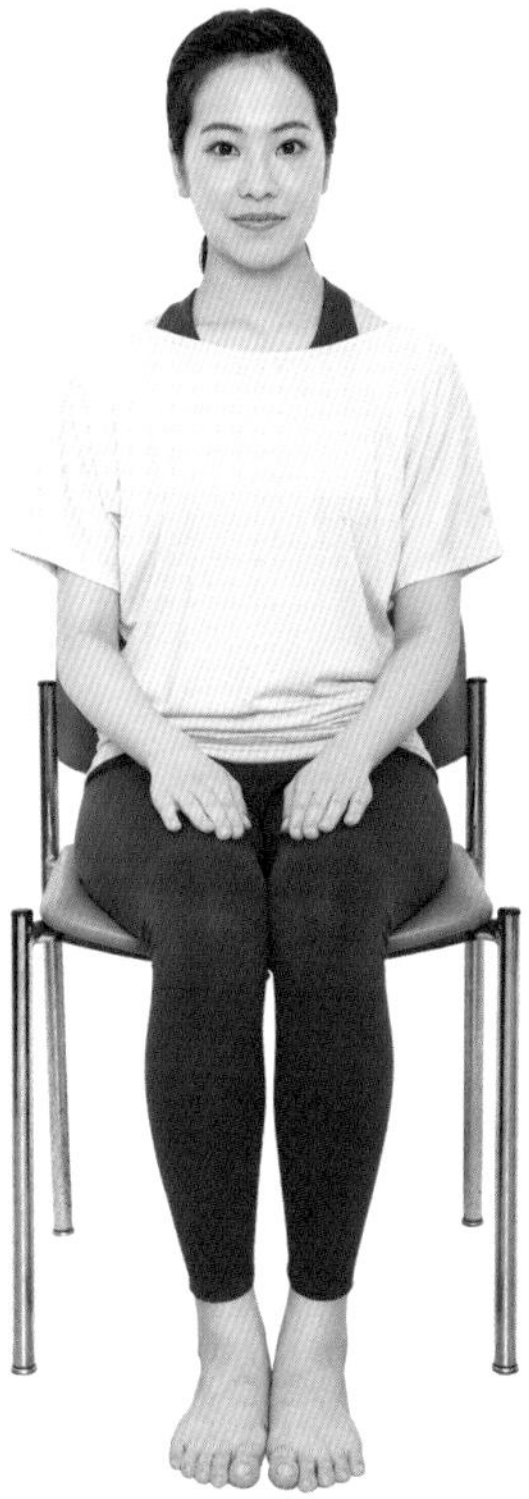

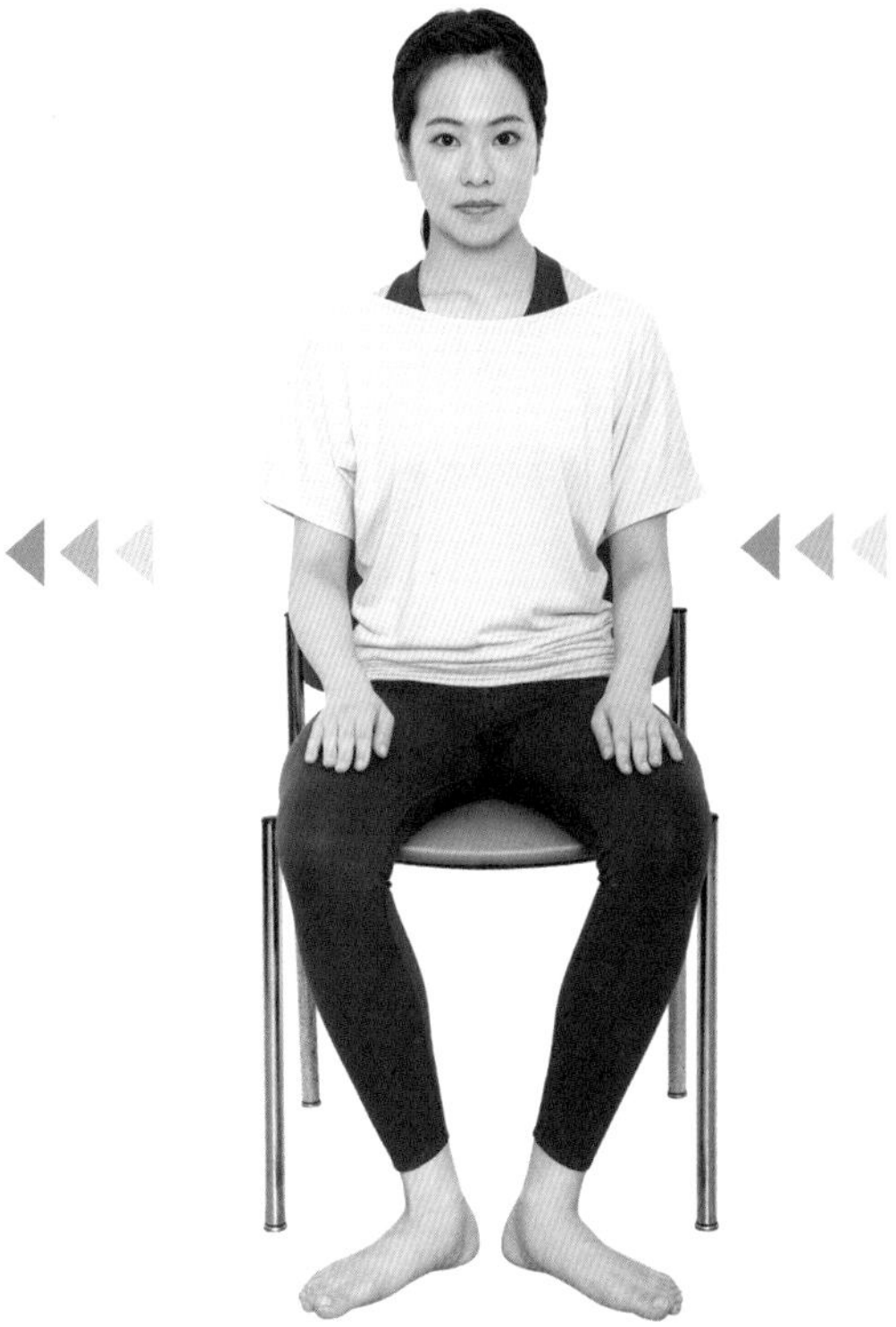

足を開いたままでいてもよいのですが、そうはいかない場合は、上半身は動かさずに、「回外」の意識を保ったまま両ヒザを近づけます。

視線は正面に向けたまま、足を「回外」させた状態で座ります。これにより、力みがなく、浮遊ろっ骨が閉じた姿勢を維持できます。

# ナチュラルポジションⅢ
# 座り姿勢バージョン

椅子に座っている際にも、浮遊ろっ骨を閉じる
ナチュラルポジションを意識しましょう。

**前から見た姿勢**

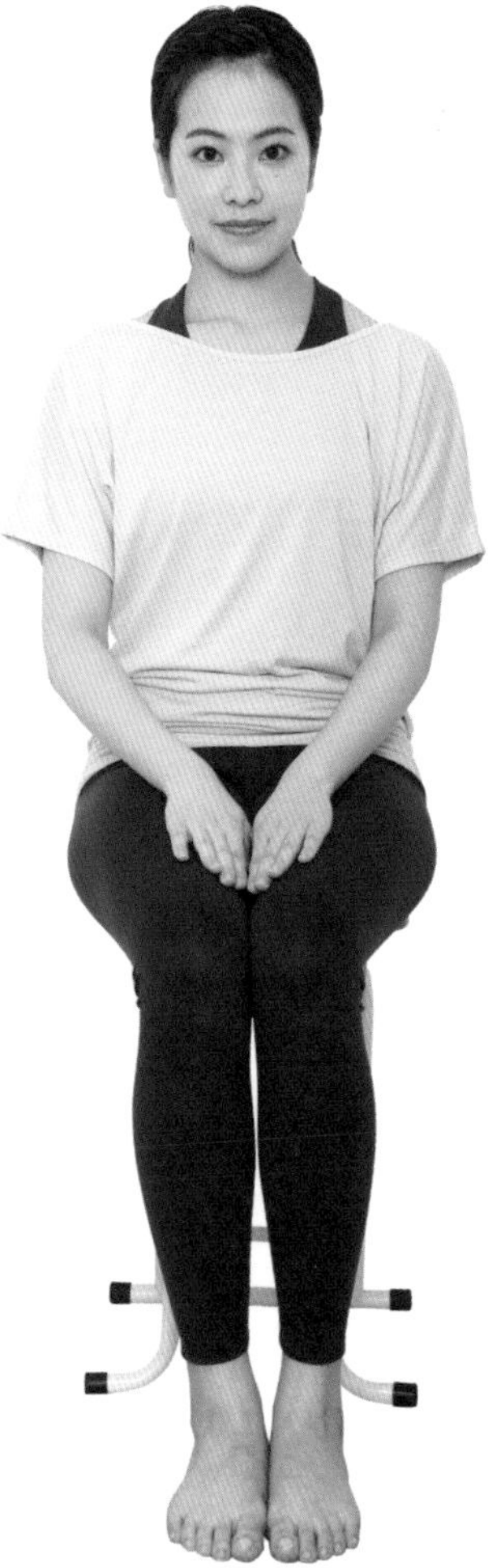

視線は正面に向け、頭頂を真上に引っ張られる意識を持ちながら座ります。全身はリラックスした状態で、無理に胸を張る必要はありません。

## 横から見た姿勢

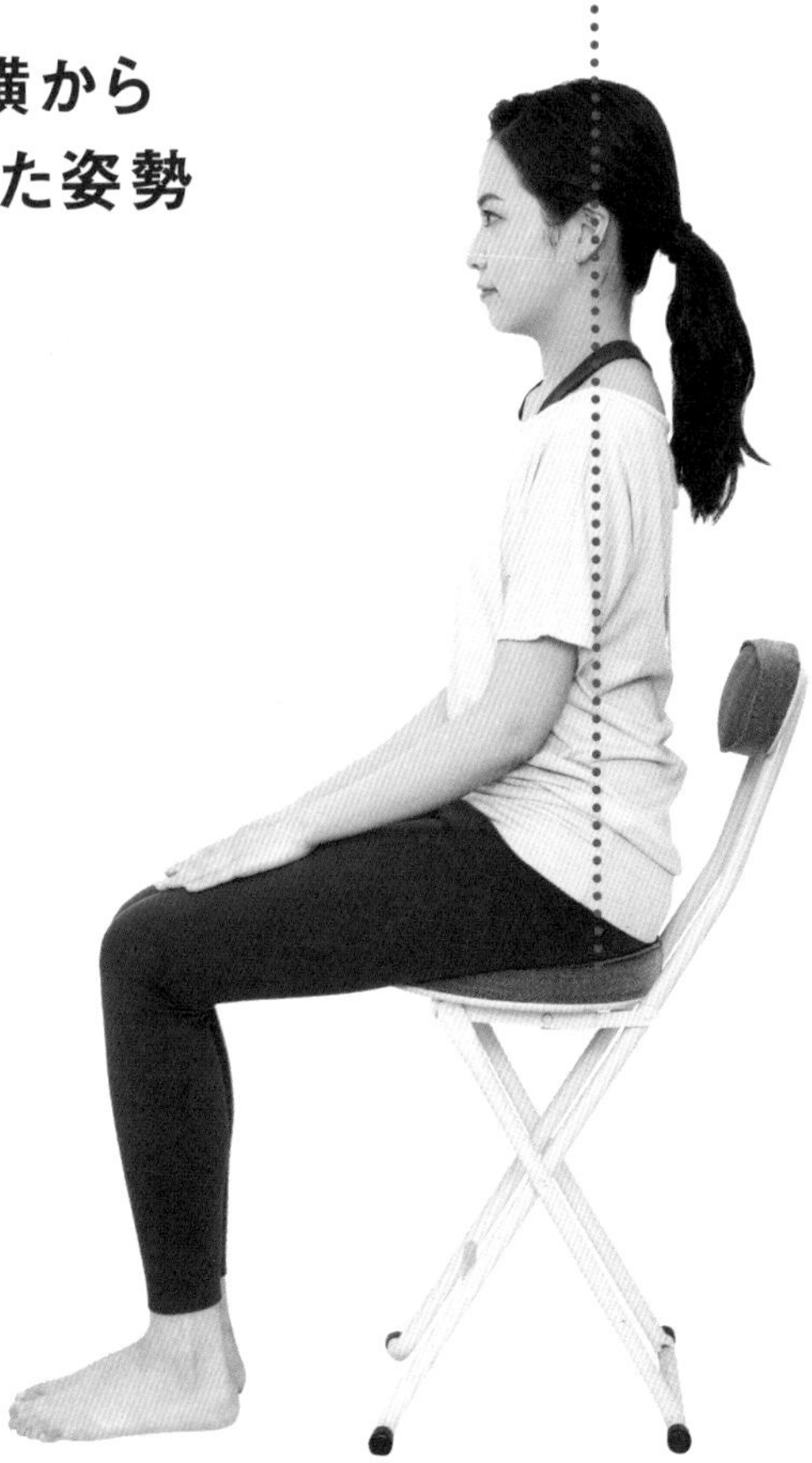

背中は丸めず反らせずまっすぐに。耳と肩、骨盤の位置は同じラインにそろえるイメージで。両肩も上げないように気をつけましょう。

NG!

## 浮遊ろっ骨が開かないように気をつけましょう!

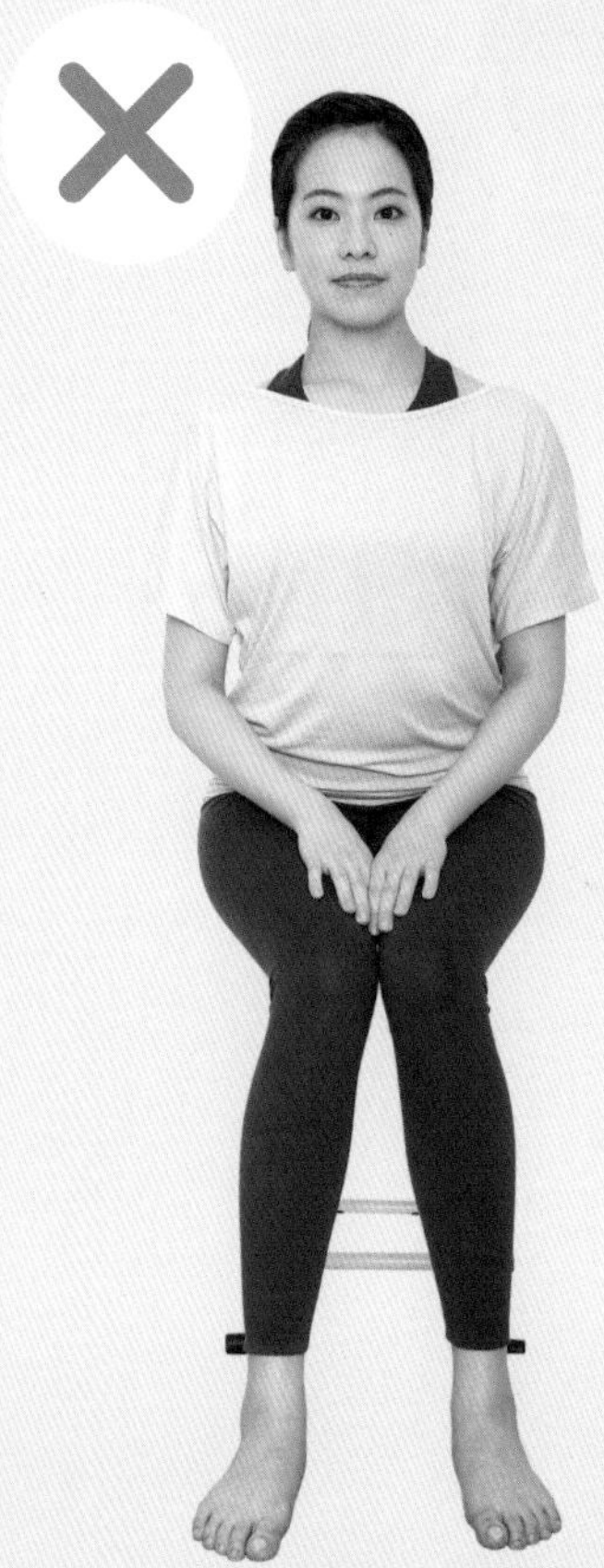

一見すると姿勢がよく見えますが、胸を張りすぎていて、足も「回内」しています。この姿勢を続けると、カラダに疲労が蓄積します。

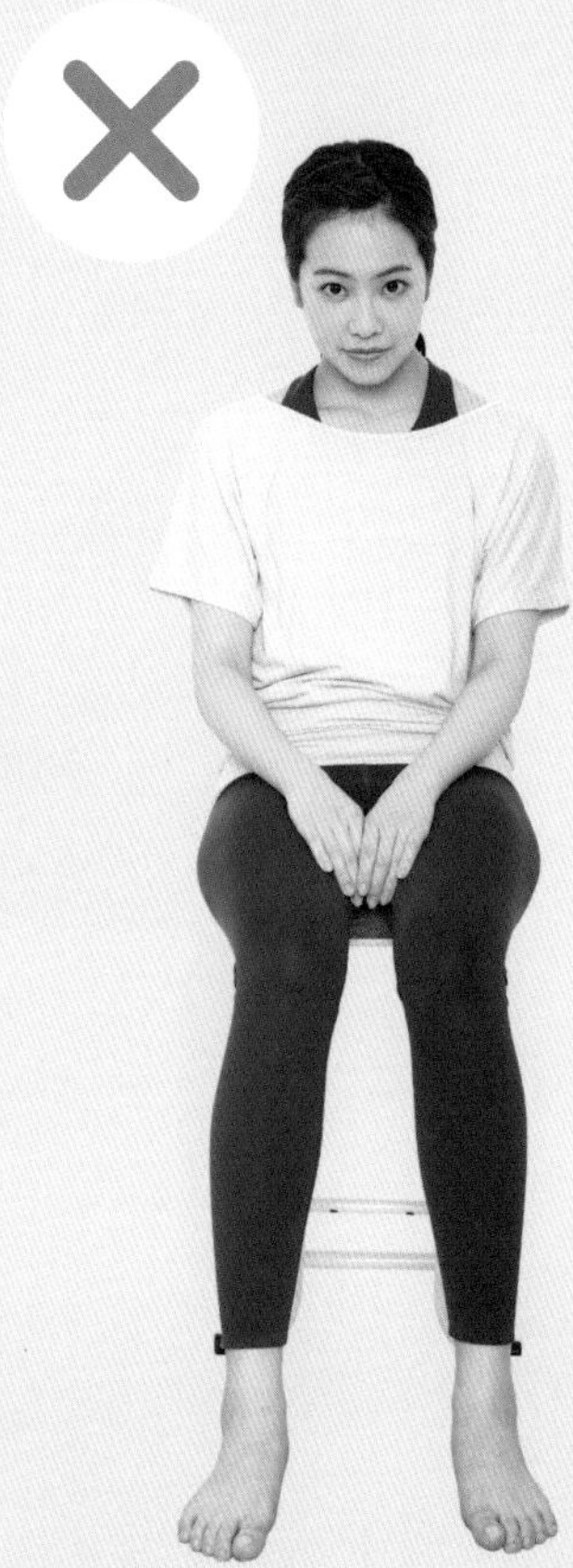

重力に負ける形でカラダを沈めた座り方です。この姿勢をラクに感じる人もいますが、続けていると骨格を崩します。

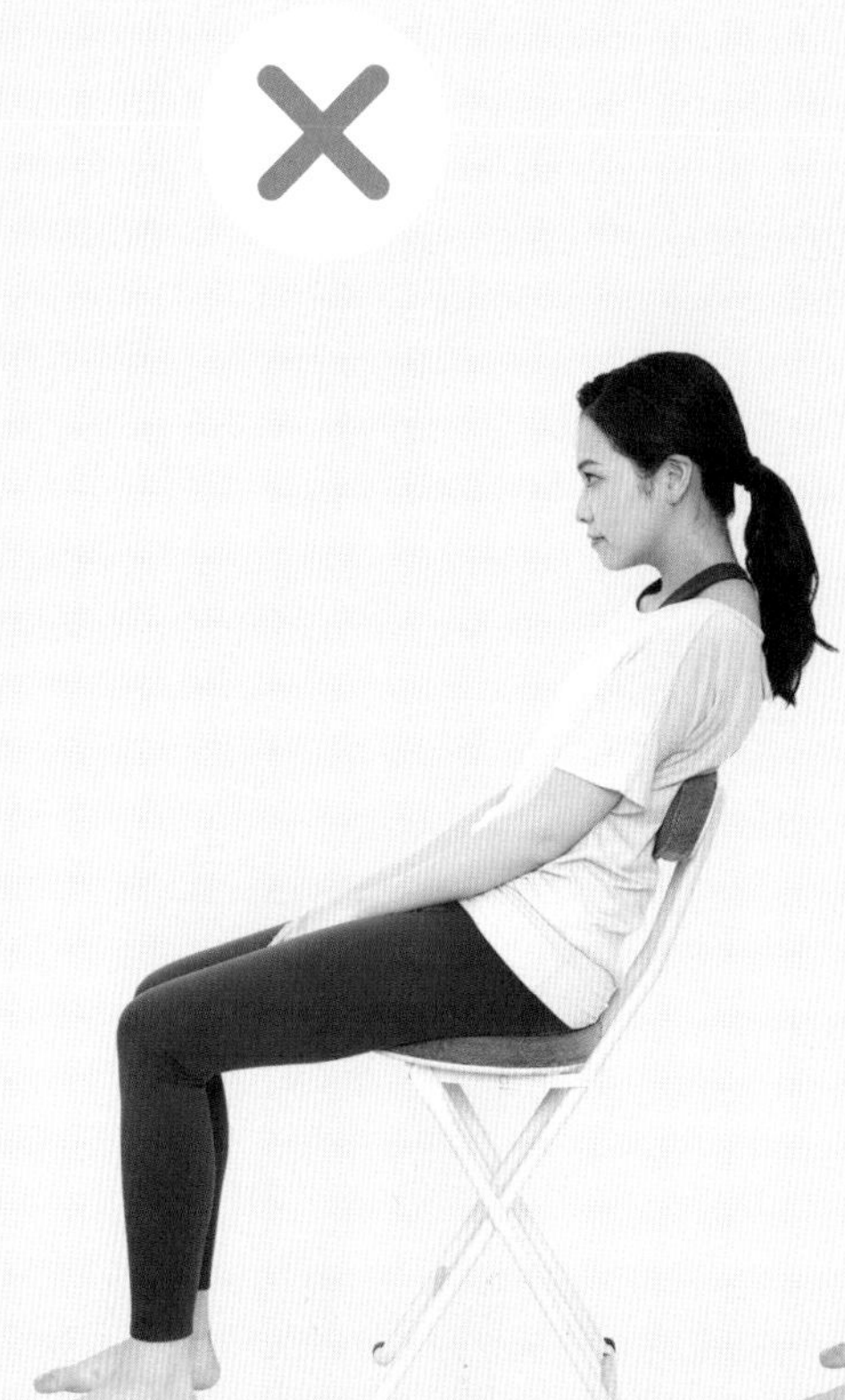

浮遊ろっ骨が開いた状態。この姿勢で食事をすると満腹感が得られず、食べすぎて太りやすくなります。

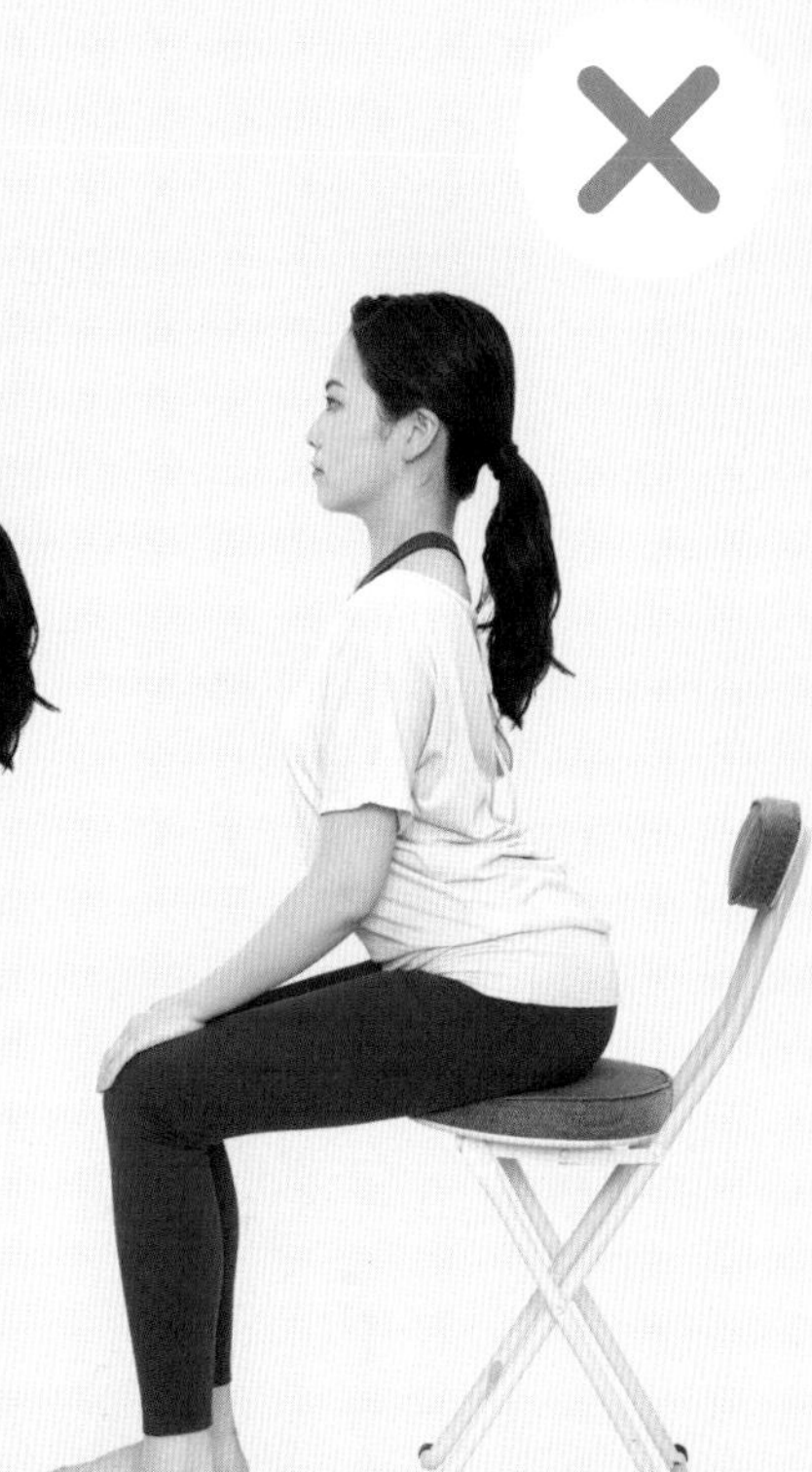

背中から腰にかけて、反りすぎてしまっています。両肩も上がっているので、カラダの硬化を招きかねません。

# 習慣化にチャレンジ!
# デスクワーク編

デスクワークの時間が長い方におすすめの座り方。
肩や首のコリ、カラダの硬化を解消します。

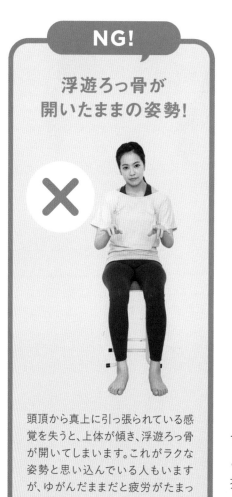

## NG!

浮遊ろっ骨が
開いたままの姿勢!

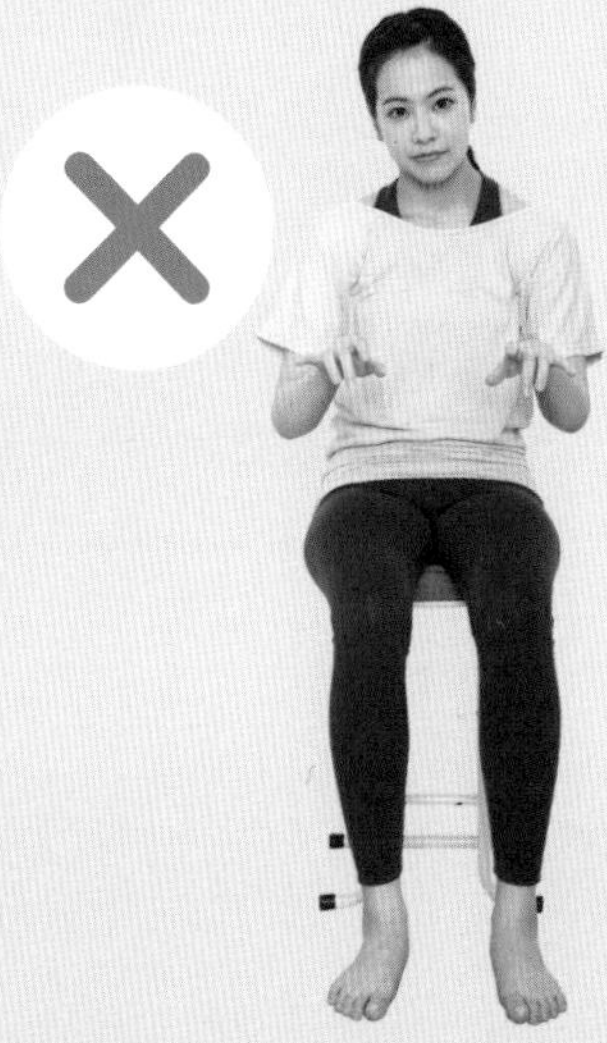

頭頂から真上に引っ張られている感覚を失うと、上体が傾き、浮遊ろっ骨が開いてしまいます。これがラクな姿勢と思い込んでいる人もいますが、ゆがんだままだと疲労がたまってしまいます。

前から
見た姿勢

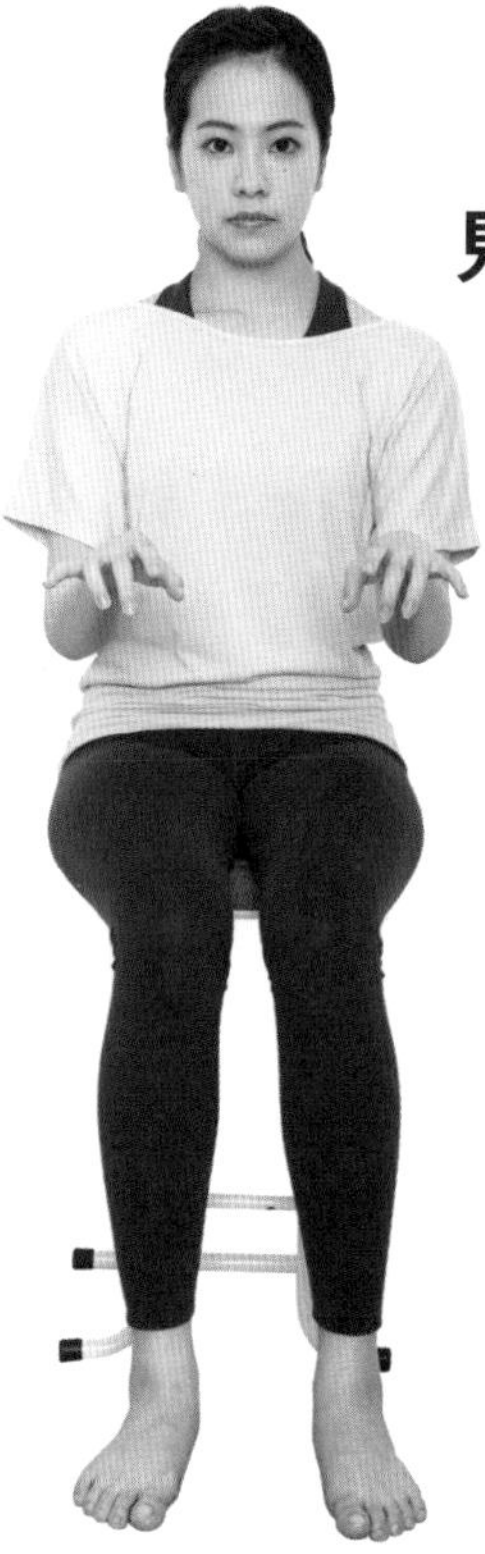

70ページで紹介した座り姿勢と同じ姿勢です。パソコン等を操作する際も、ナチュラルポジションを保つと疲労を感じずカラダも硬化しません。

**NG!**

## 前や後ろに重心を傾けると、疲労がたまります!

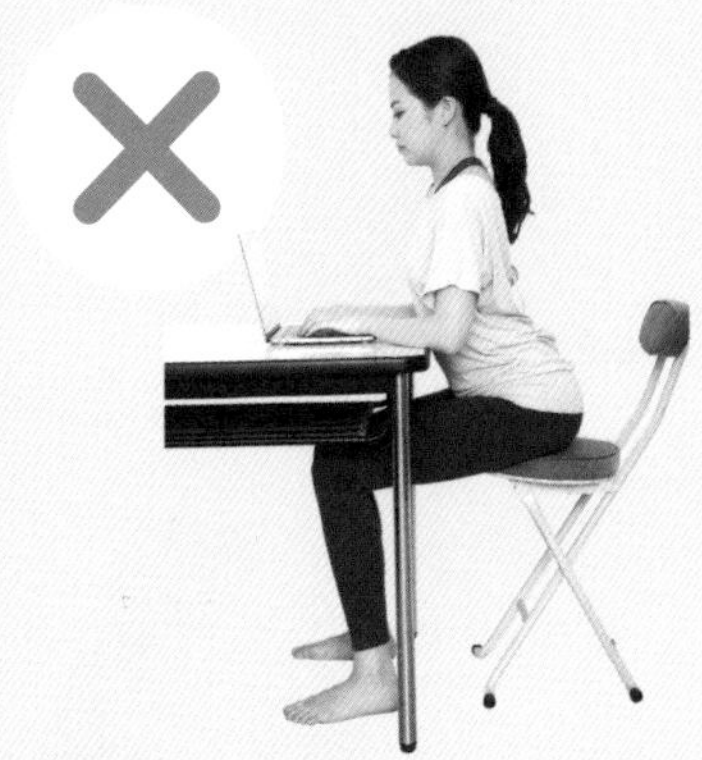

デスクワークでは、ついパソコンの画面に目を近づけるため、前方に傾きがちです。この姿勢が続くと腰に疲労がたまってしまいます。

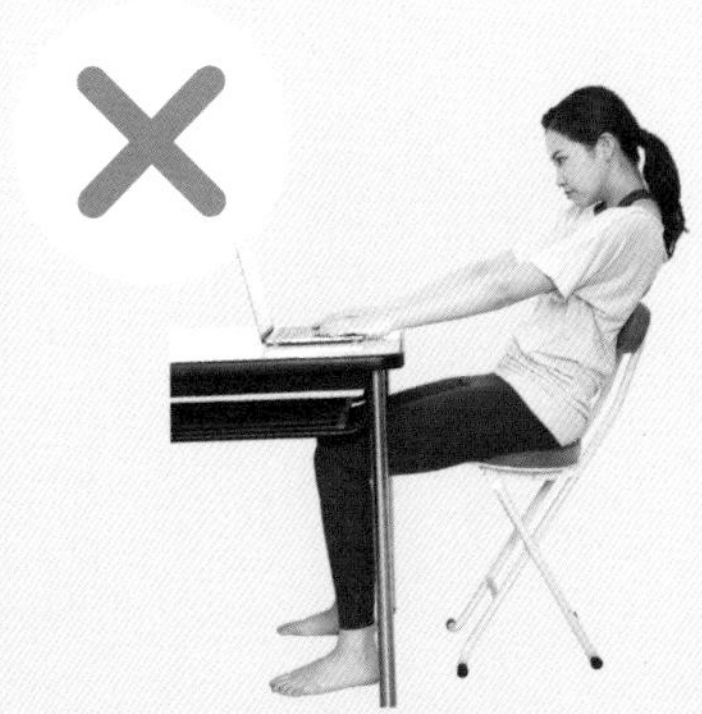

背もたれに寄りかかるのもNG。浮遊ろっ骨が開いた状態を続けると、カラダのバランスを崩し、骨格にも乱れが生じてしまいます。

## 横から見た姿勢

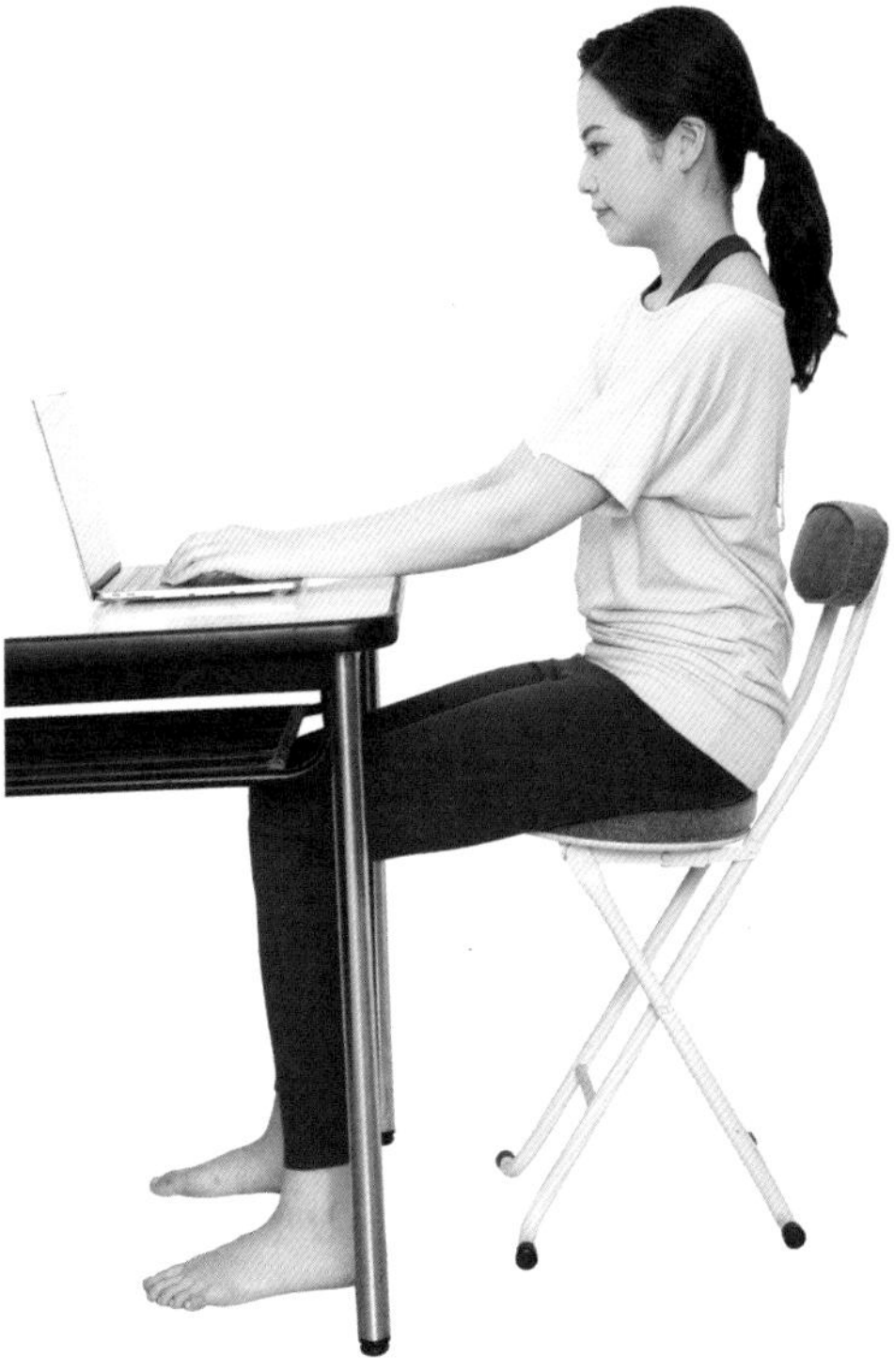

この姿勢を保つと、長時間のデスクワークでも肩コリ等に悩まされることもなくなり、カラダのしなやかさも失われません。

# ナチュラルポジションⅣ 立ち上がり方バージョン

椅子から立つ際の正しい動きです。
この際も、ナチュラルポジションを崩さずに動きます。

**横から見た姿勢**

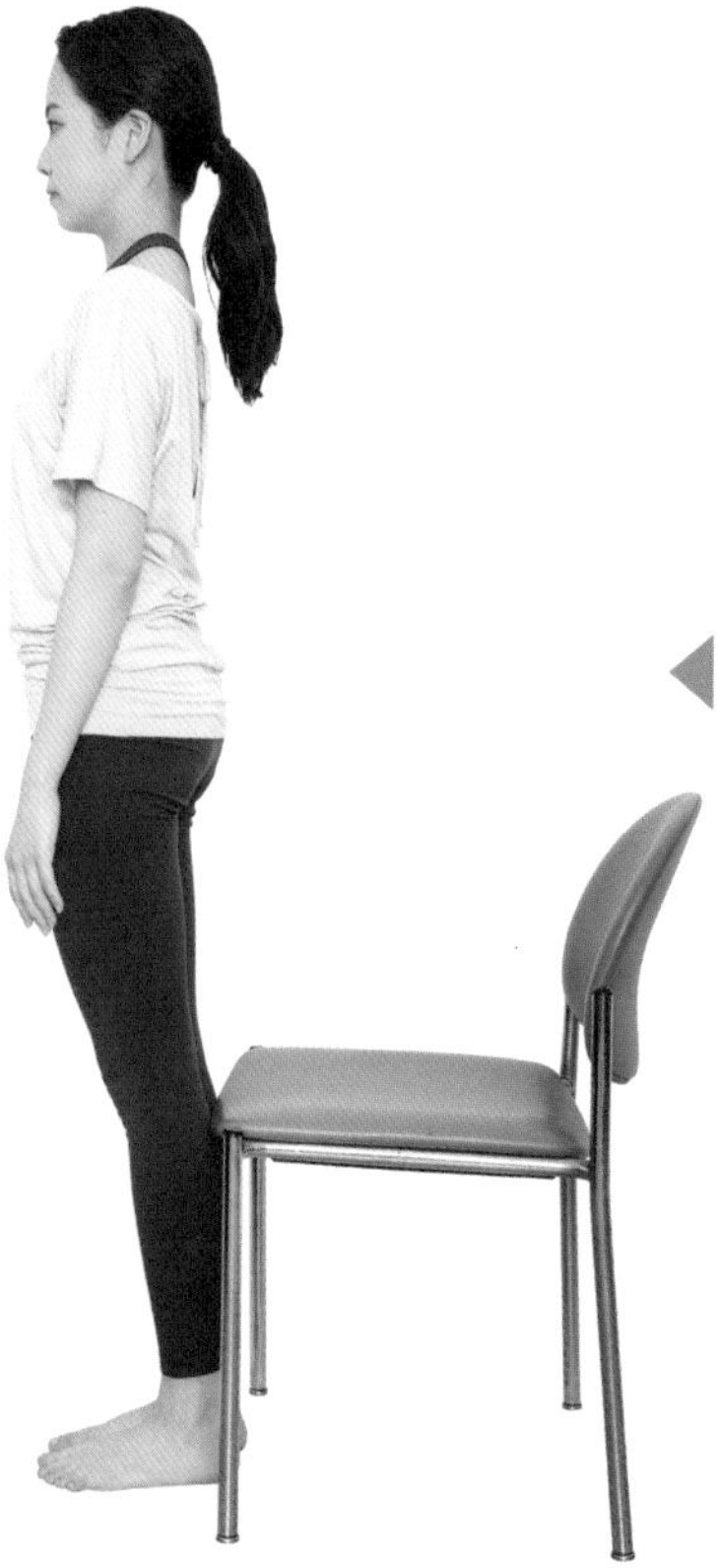

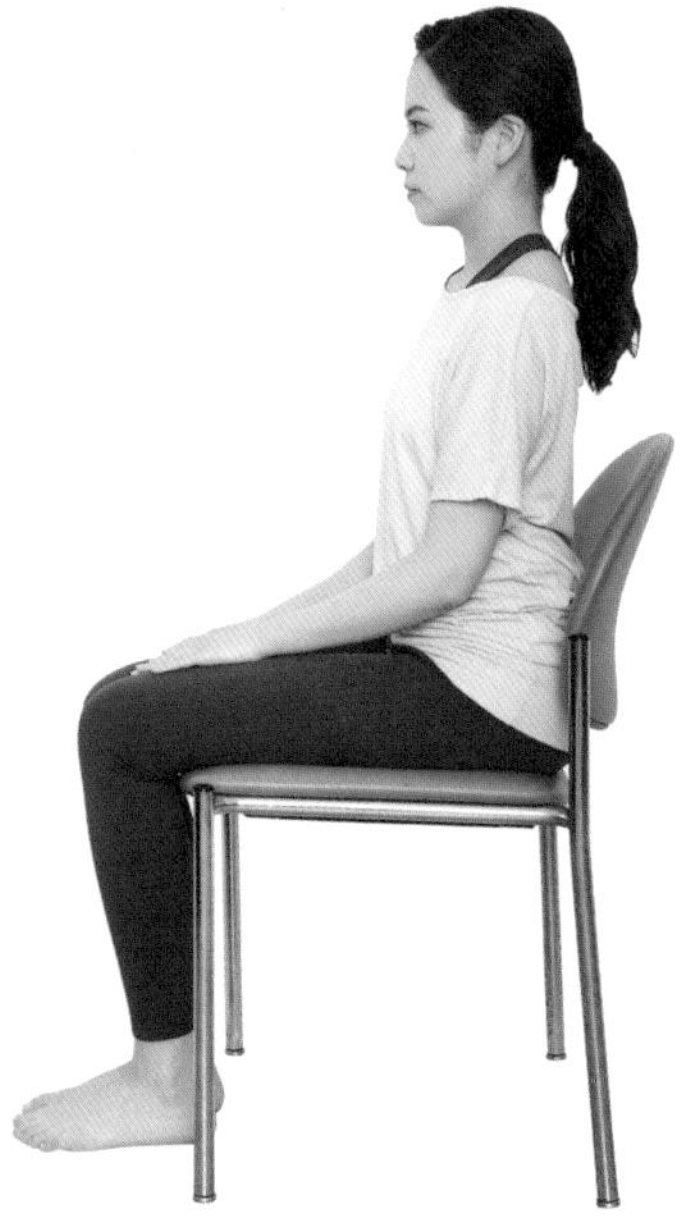

浮遊ろっ骨を閉じた状態であれば、ヒザ裏を椅子に接したまま、上半身を前方に移し、すっと立ち上がることができます。

両ヒザ裏が椅子に接する状態で座っています。耳と肩は同じラインにそろえるイメージで、ナチュラルポジションから立ち上がります。

## NG!

## ヒザ裏が椅子から離れていると、姿勢を崩してしまいます!

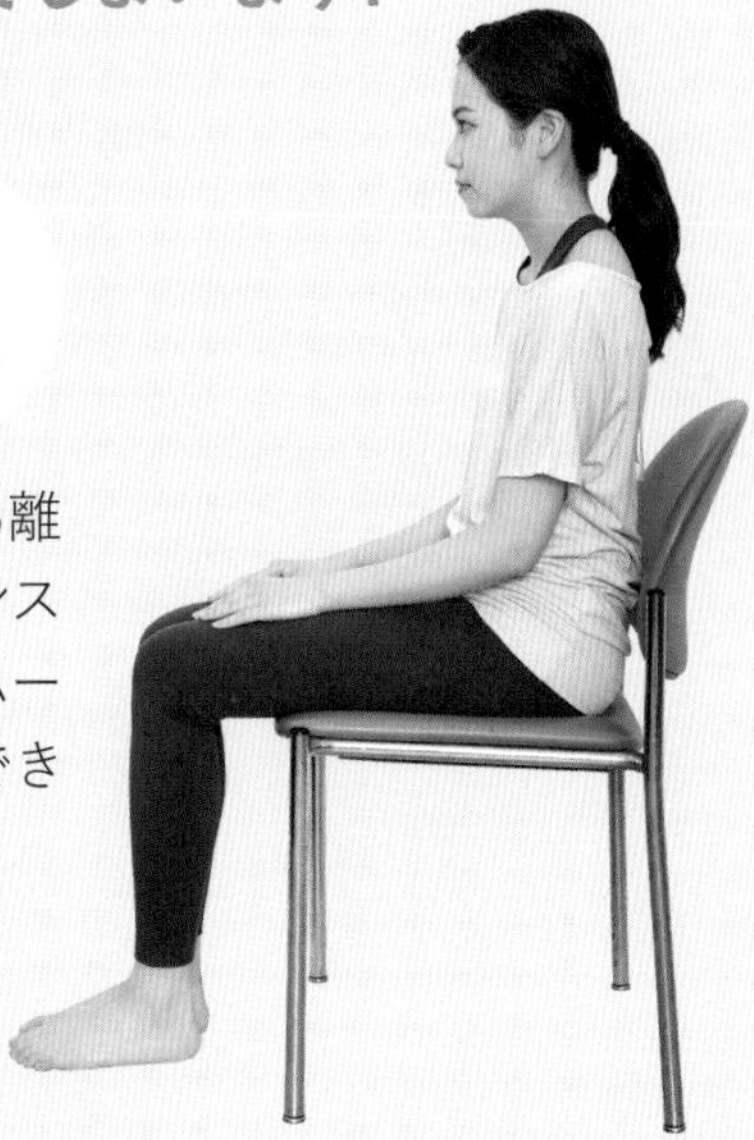

ヒザ裏が椅子から離れていると、バランスが保ちづらく、スムーズに立つことができません。

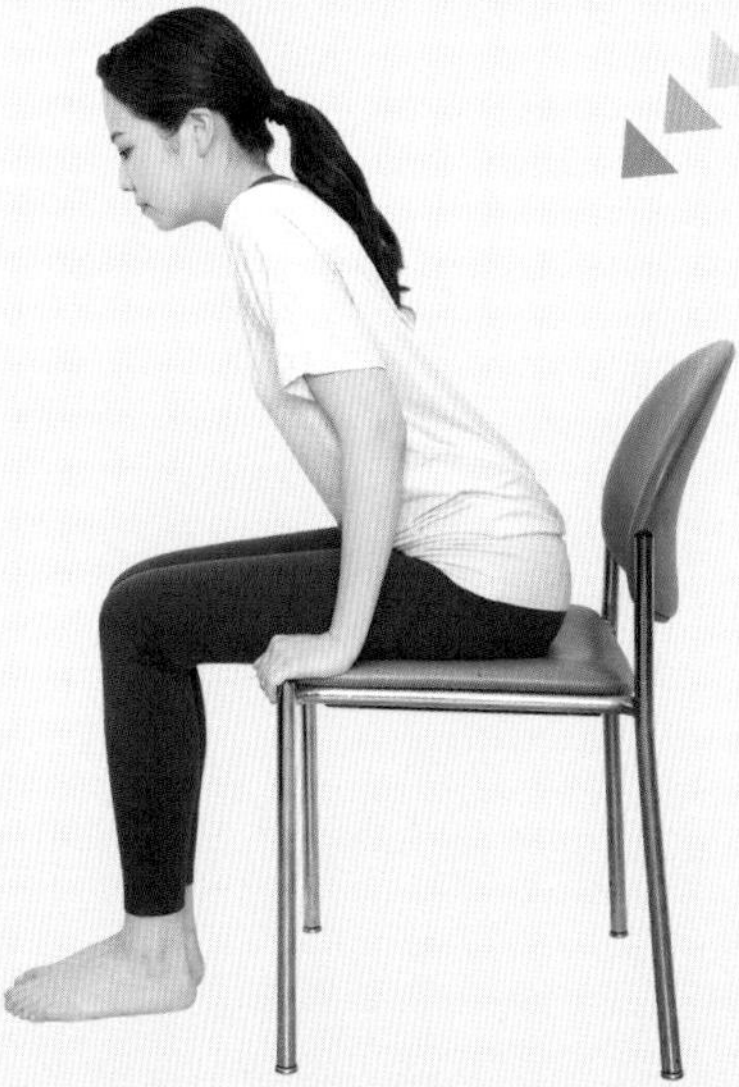

椅子の縁に手をついて、「よっこらしょ」と立ち上がるのはNG。ナチュラルポジションが維持できておらず、カラダを痛めます。

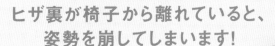

## ■■ カラダにやさしく軽やかな歩き方とは

歩くことは健康にいい――そう言われ続けています。

ウォーキング、つまりは適度な有酸素運動は、カラダを美しく保つために、また健康であり続けるのに有効であると。そのとおりでしょう。

しかし、ただ多く歩けばいいわけではありません。歩数計の数値がすべてではないのです。**大切なのは、カラダに過度な負担をかけない歩き方を身につけること**です。

あなたは、どのような歩き方をしていますか？

かかとから接地して、そのあとに母指球に重心を移して足を上げていませんか？

これを「正しい歩き方」だと思い込んでいる方が多くいるのですが、じつはそうではありません。この動きの場合、足指のつけ根を折りながら力を入れて足を前に振り出します。すると足首を鋭角（90度以下）に曲げることになり、歩を進めるたびにふくらはぎに緊張が生じます。これが**血流を悪化させ、下半身の痛みの原因となってしまうのです。**

また、大股で歩くとかかとへの衝撃が強まり、足首の角度もさらに鋭角になるため疲労感が増し続けることになるので注意しましょう。

では、カラダにやさしい疲れない歩き方とは？

ポイントは、次の4つです。

①骨盤幅（骨盤の横幅）で歩く。

②前に踏み出す足は、そっと引き上げカラダの少し前に下ろす。

③かかとからではなく、足指で地面をつかむ感じで、足裏全体で接地。足を引き上げる際には足首を伸ばす。

④つねに着地する足に重心を置き、このとき、耳、肩、骨盤、着地した足を直線上にそろえる。

80ページからの具体的なレクチャーを踏まえ、正しい歩き方を身につけましょう。

# ナチュラルポジションV
# 歩き姿勢バージョン

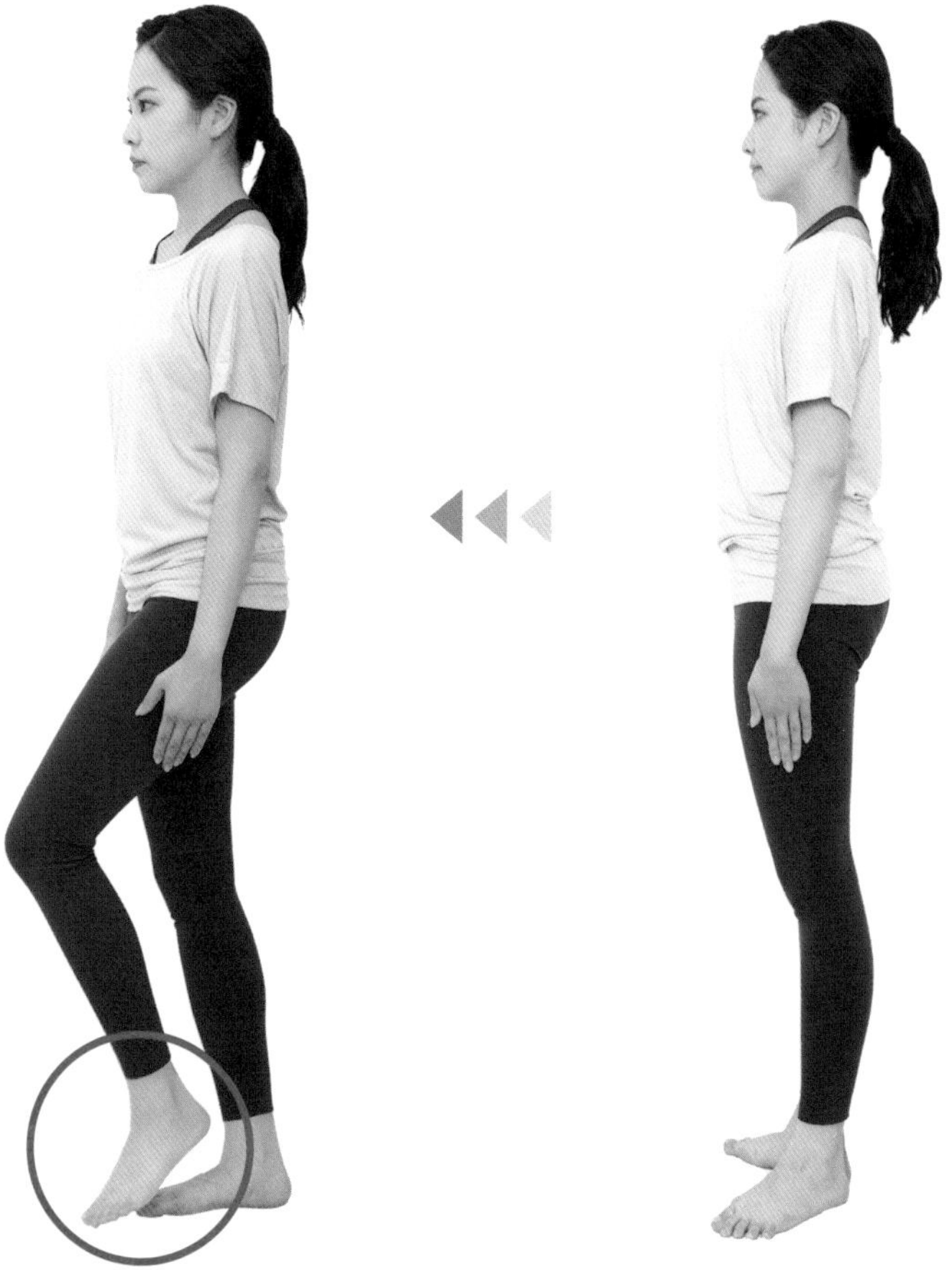

足はつま先から地面(床)に接地させます。足だけを前に出すのではなく、全身を前に移動させることを意識しましょう。

歩き始める前に、立ち姿勢をチェックしましょう。浮遊ろっ骨が閉じたナチュラルポジションから動き始めます。

## ナチュラルポジションを保ったまま、「理にかなった歩き方」を身につけましょう。

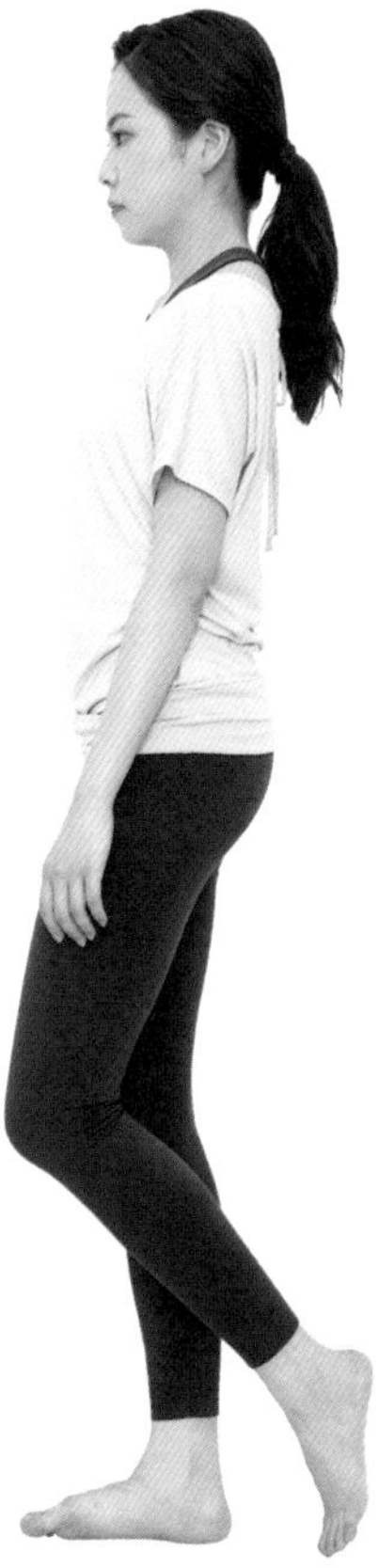

前に出した足は、つま先から接地。引き足の足首もしっかりと伸ばしておきましょう。

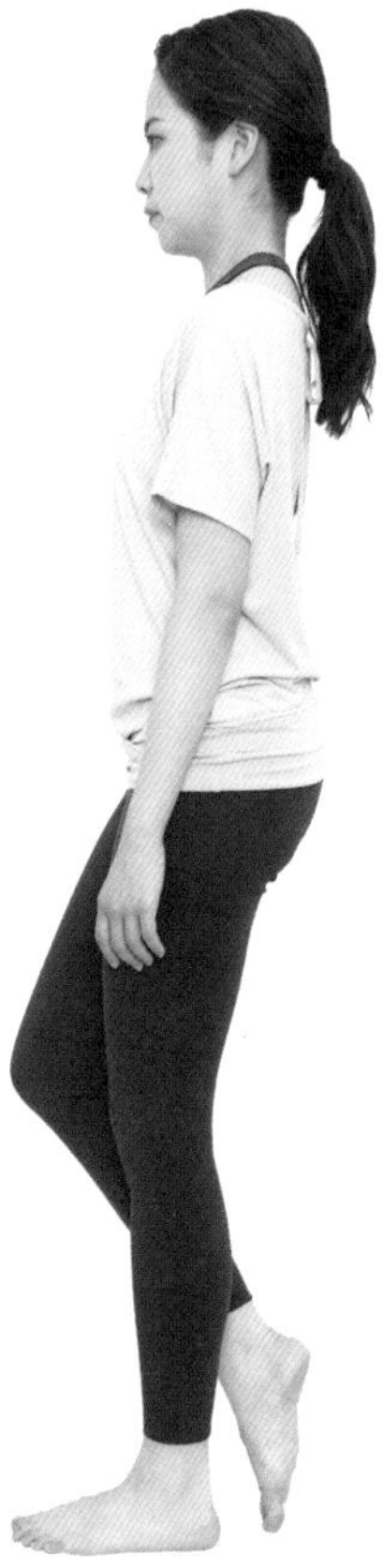

足をつま先から地面（床）に接地させると同時に、逆足を前方に引き上げます。耳と肩のラインを崩すことなく動かしましょう。

NG!

## かかとからついてはいけません!

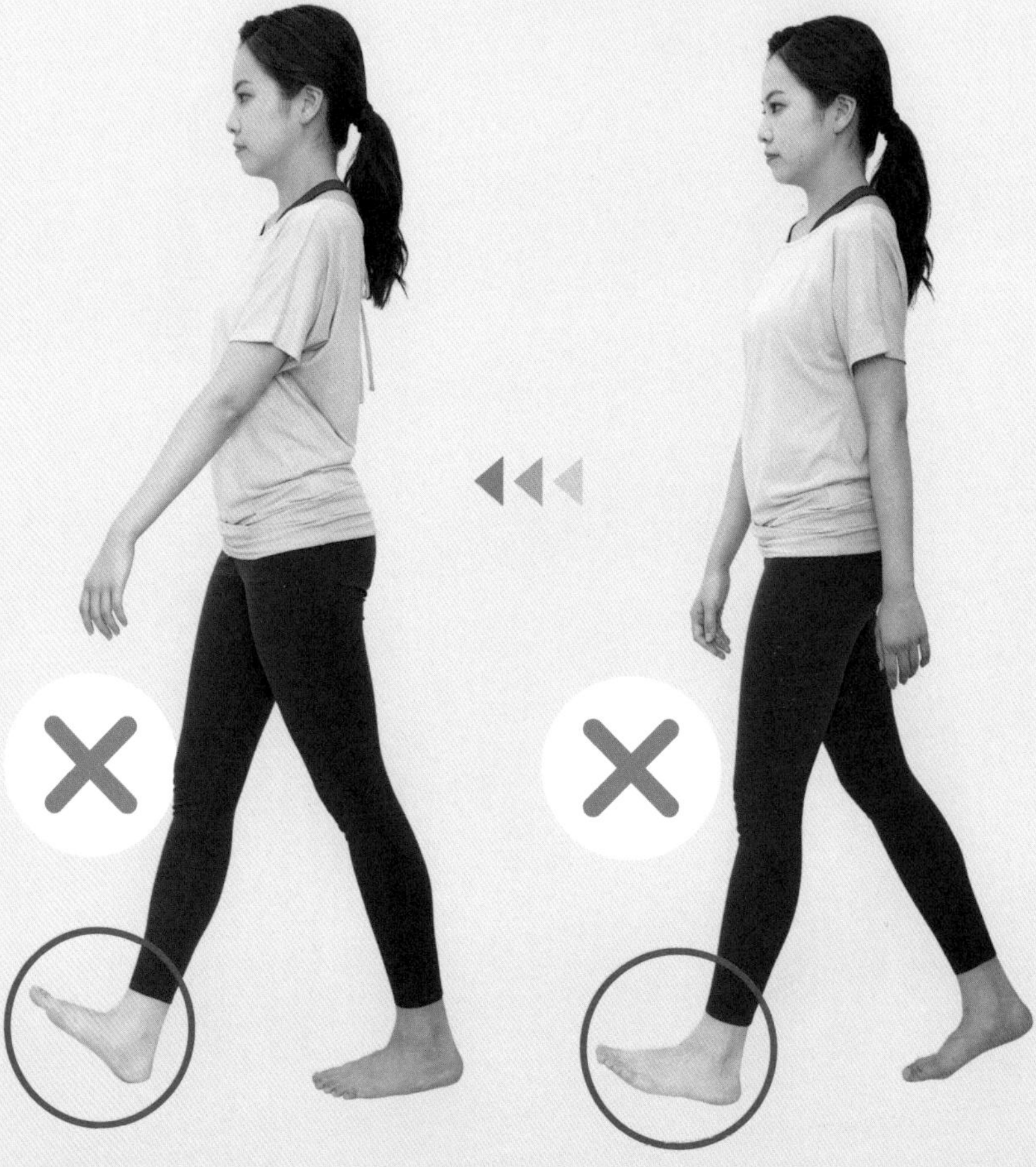

「かかとから足裏を地面に接地させて、そのあとに母指球に重心を移動させ足を浮かせる」……ウォーキング、ランニングにおいて、よくそんな指導がされていますが、これはおすすめできません。足裏のアーチが崩れてしまい、それがカラダ全体の骨格バランスの悪化を引き起こします。

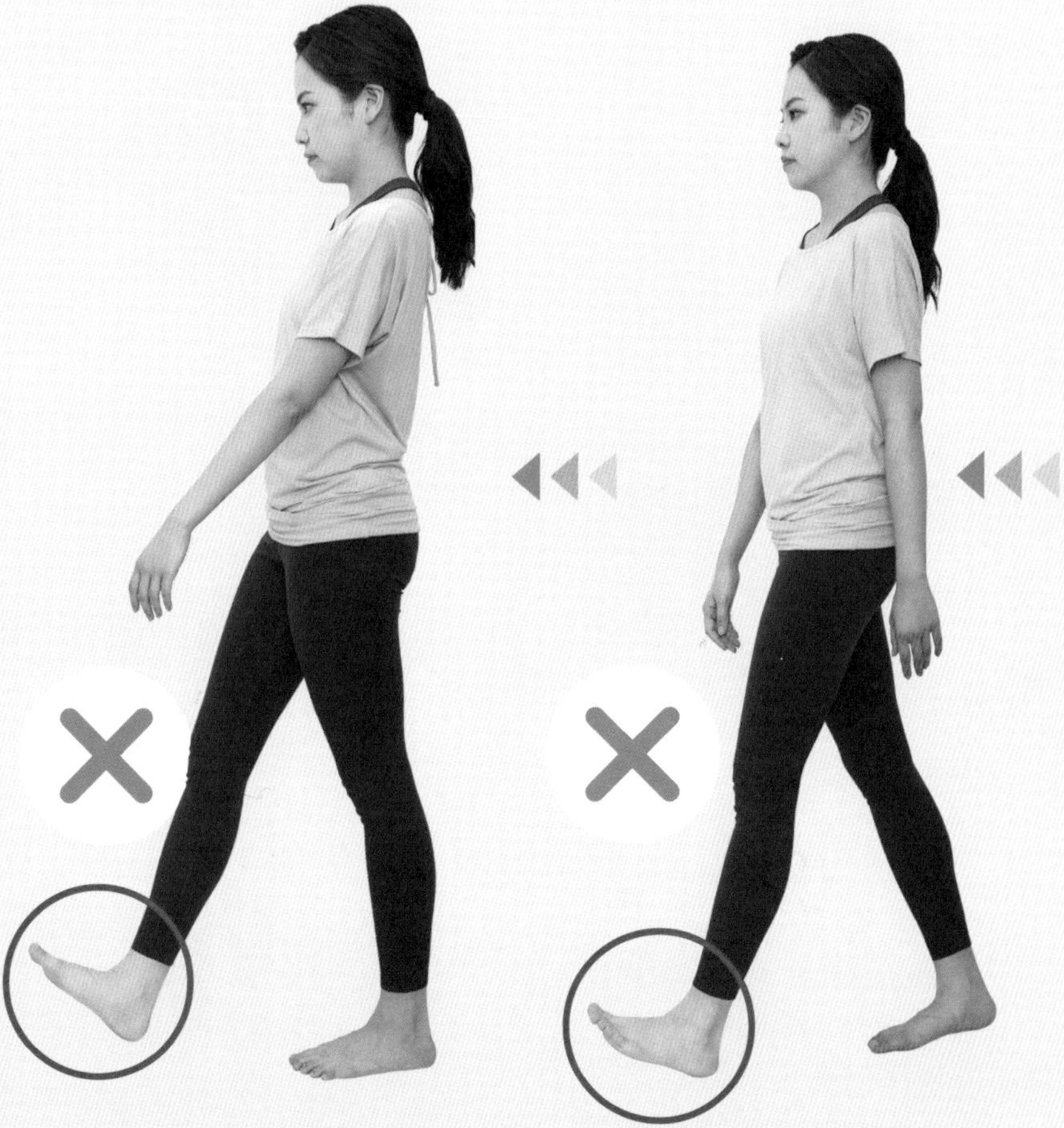

かかとから足裏を接地する形で歩き続けると、「浮き指」になってしまいます。これを続けると骨格のバランスが狂い、腰やヒザに過度な負担をかけることになります。骨格を整えてカラダを柔らかくするためにも、足指はしっかりと使えるようにしておく必要があります。

# ナチュラルポジションV
# 歩き姿勢バージョン（正面）

歩く際に必要なのは、
まずナチュラルポジションを保つこと。
そして、足指からの接地を
意識することです。

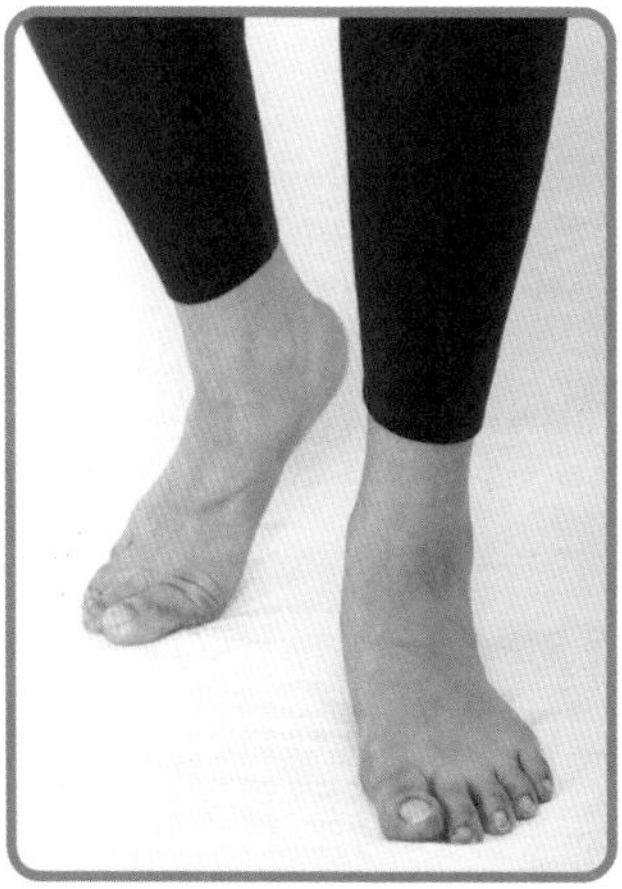

足を接地させる際には、指をしっかりと地面（床）につけます。足指の力を養うことで、カラダの硬化を防ぎます。

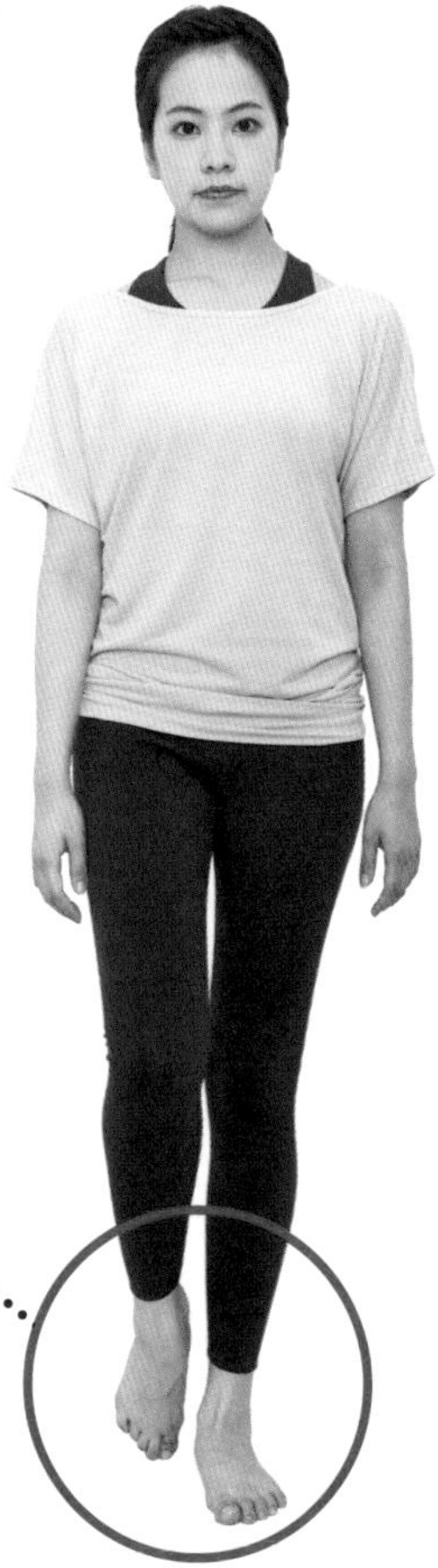

視線は正面に向け、リラックスしたナチュラルポジションを保ったまま歩きます。足裏をフラットに接地させながらも、足指に意識を置きましょう。

## NG!

### かかとからついてはいけません!

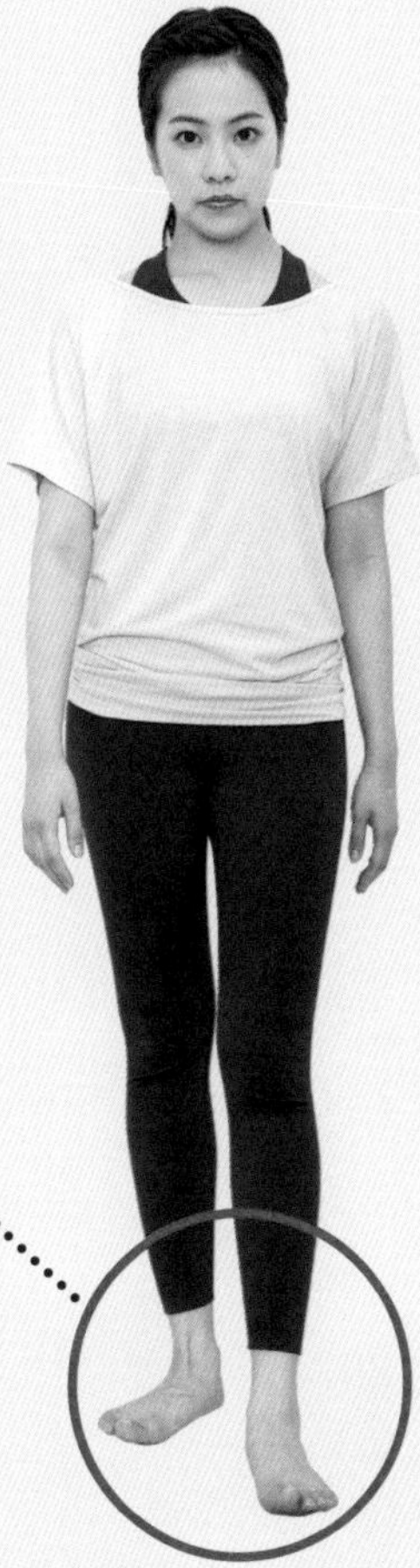

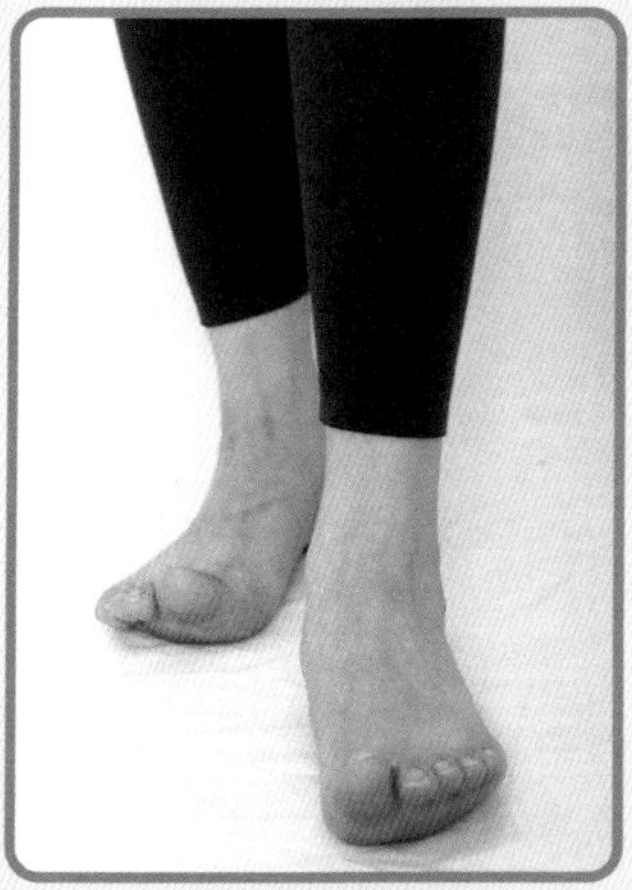

足を接地させる際に、指が浮いてしまっています。かかとから足を下ろすクセを直すことが、痛まない&太らないカラダを手に入れるためには不可欠です。

足を接地させる際に、かかとから入ってしまっています。これはNG。骨格バランスが崩れ、ヒザ、腰に負担をかけてしまいます。

Advanced

## 腰痛を防ぐ起き上がり方のコツ

目が覚めたあと、あなたはどのようにして起き上がりますか？

「何げなくカラダを起こしている」

「起き上がり方を意識したことがない」

そんなふうに答える方が、ほとんどではないでしょうか。

でも起き上がり方は、健康に日常生活を送るうえで、とても重要なポイントなのです。

「起き上がった瞬間に腰にビリッときて、腰痛になってしまった」という方が数多くいます。あなたもそんな経験があるのではないでしょうか？

天井に顔を向けて仰向けに寝る、横を向いて寝る、あるいはうつ伏せになる方もいらっしゃるでしょう。どのような寝方をしても構いません。本来はカラダにやさしい就寝姿勢があるのですが、眠っているあいだはそれを意識できませんので、まずは起き上がる際の姿勢を意識してみるようにしましょう。

まず、**慌てて上体を起こそうとしてはいけません**。目が覚めたら、起き上がる準備をします。

たとえば仰向けに寝ている人の場合、まずは両つま先を外側に向けます。詳しくは88～89ページで紹介しますが、このときに両ヒザを曲げ、両足裏を合わせてもよいでしょう。見た目には、カエルの足のようなポーズになります。時間がある方は、この姿勢を約5分間キープしてみてください。寝ているあいだに緊張していた腰の筋肉がほぐれます。

その後、下半身の「回外」を意識しながらゆっくりとカラダを起こしていきます。**大切なのは、筋肉が緊張している状態で急にカラダを起こさないこと**。そして、**起き上がる際に「回外」を意識すること**です。この点を注意すれば、起き上がる際にギックリ腰などに見舞われることはありません。

# カラダを痛めない起き上がり方
## （仰向けから起き上がる場合）

朝、起きる際は、ギックリ腰に要注意!
正しい起き上がり方をご紹介します。

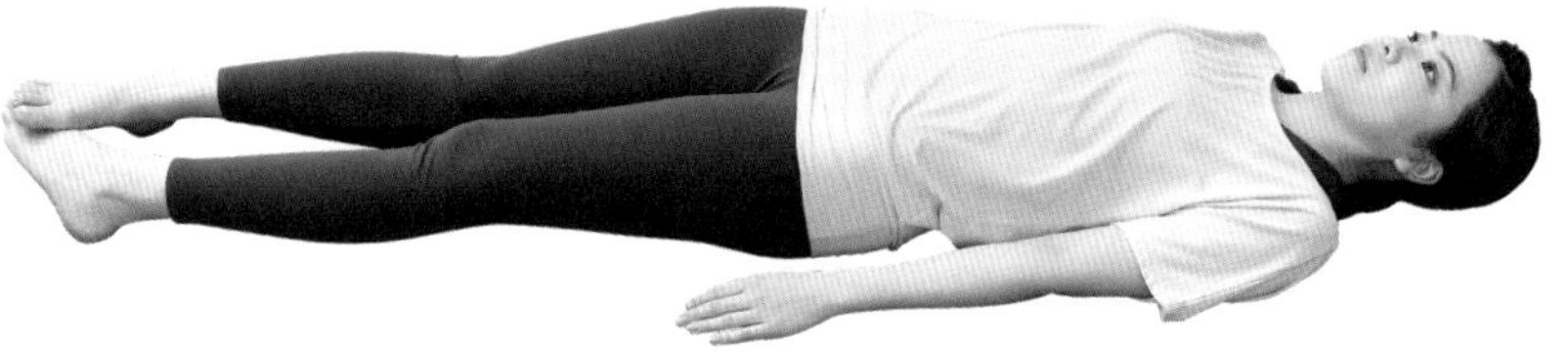

寝方は横向きでもうつ伏せでも構いませんが、まずここでは仰向けに寝る人の有効な起き上がり方をレクチャーします。

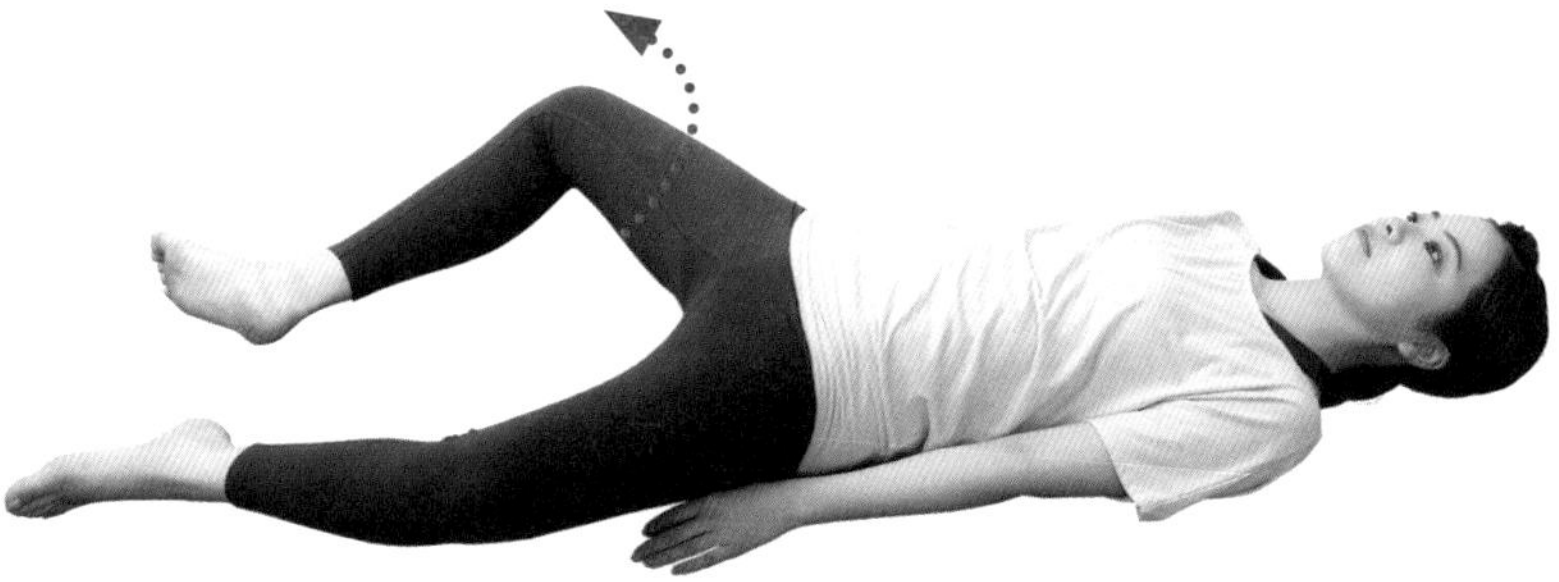

目覚めたあと、ひと呼吸置きます。その後、両つま先を外側に向け、下半身の「回外」を意識し、右股関節を外側に広げます(左右逆でも構いません)。

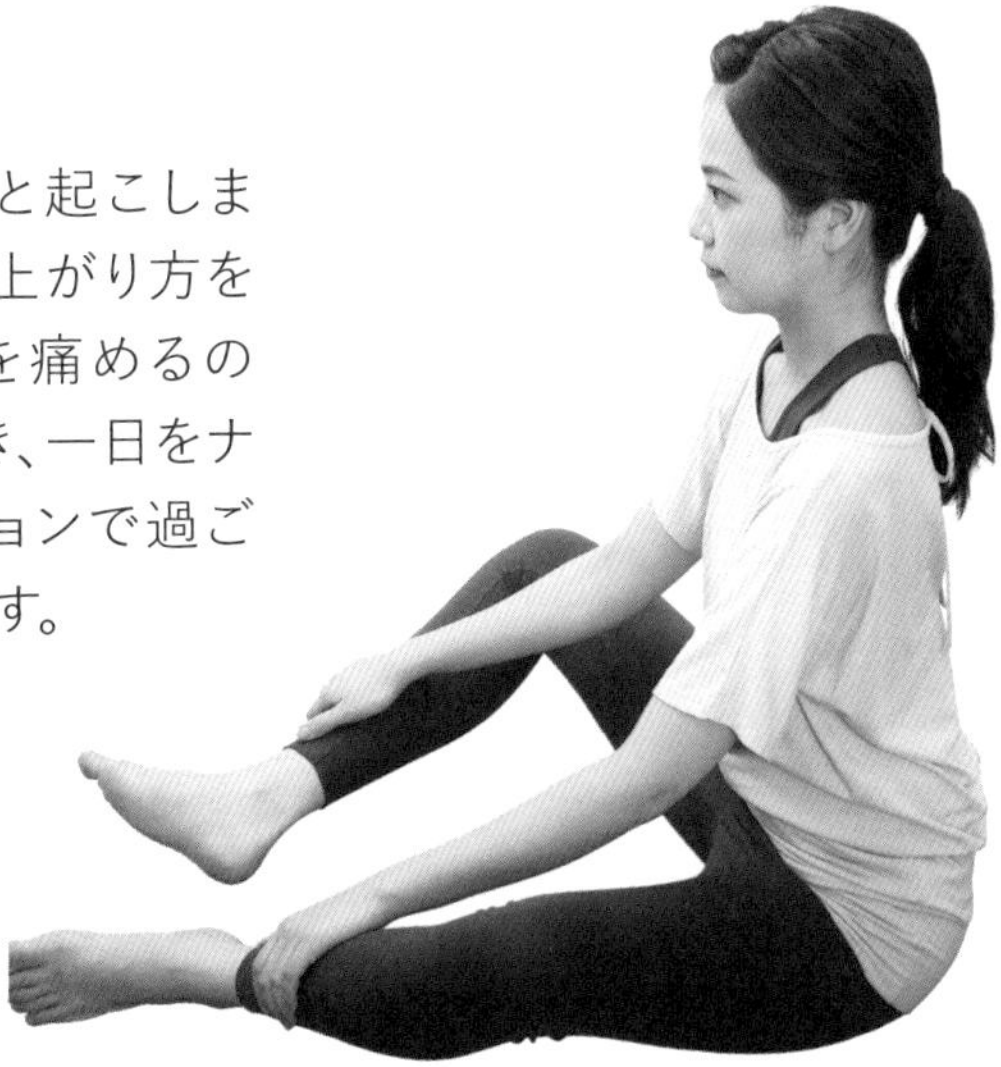

上体をゆっくりと起こしましょう。この起き上がり方をすることで、腰を痛めるのを防ぐことができ、一日をナチュラルポジションで過ごす準備が整います。

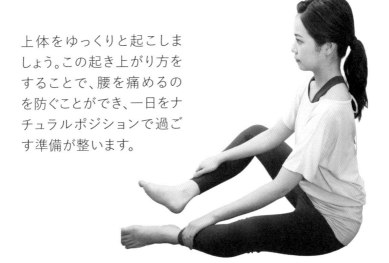

## カラダを痛めない起き上がり方
### （横向きから起き上がる場合）

横向きの寝姿勢から起き上がる際にも、
下半身の「回外」を意識しましょう。

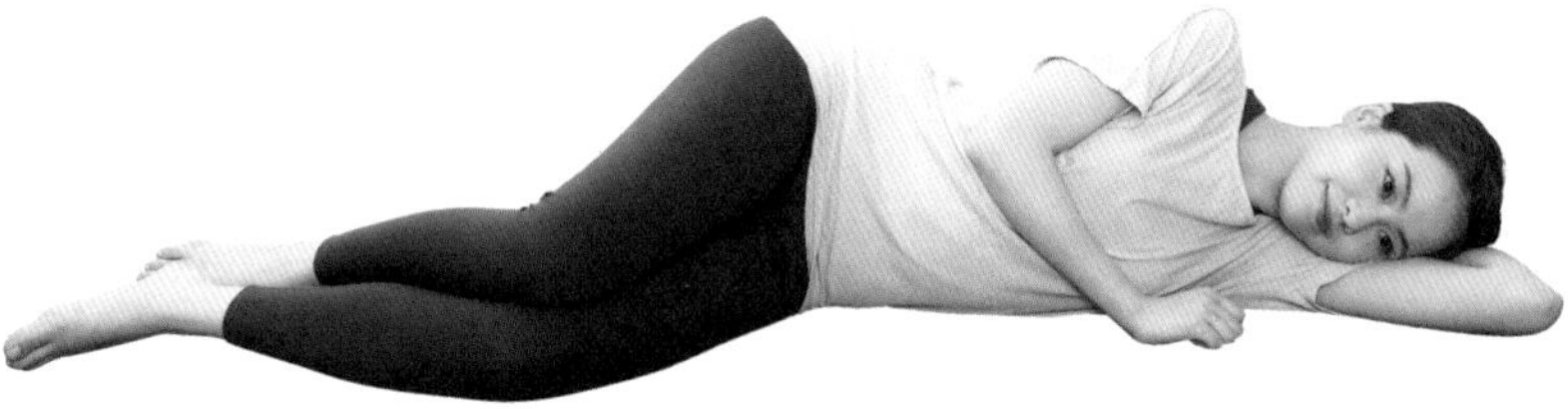

眠っているあいだは意識できませんが、左（右）ヒザの上に右（左）ヒザをのせる（両ヒザをそろえる）のがよい姿勢です。写真のように、上側の足を後ろに引いていると、大腿骨部分に「回内」が生じてしまいます。

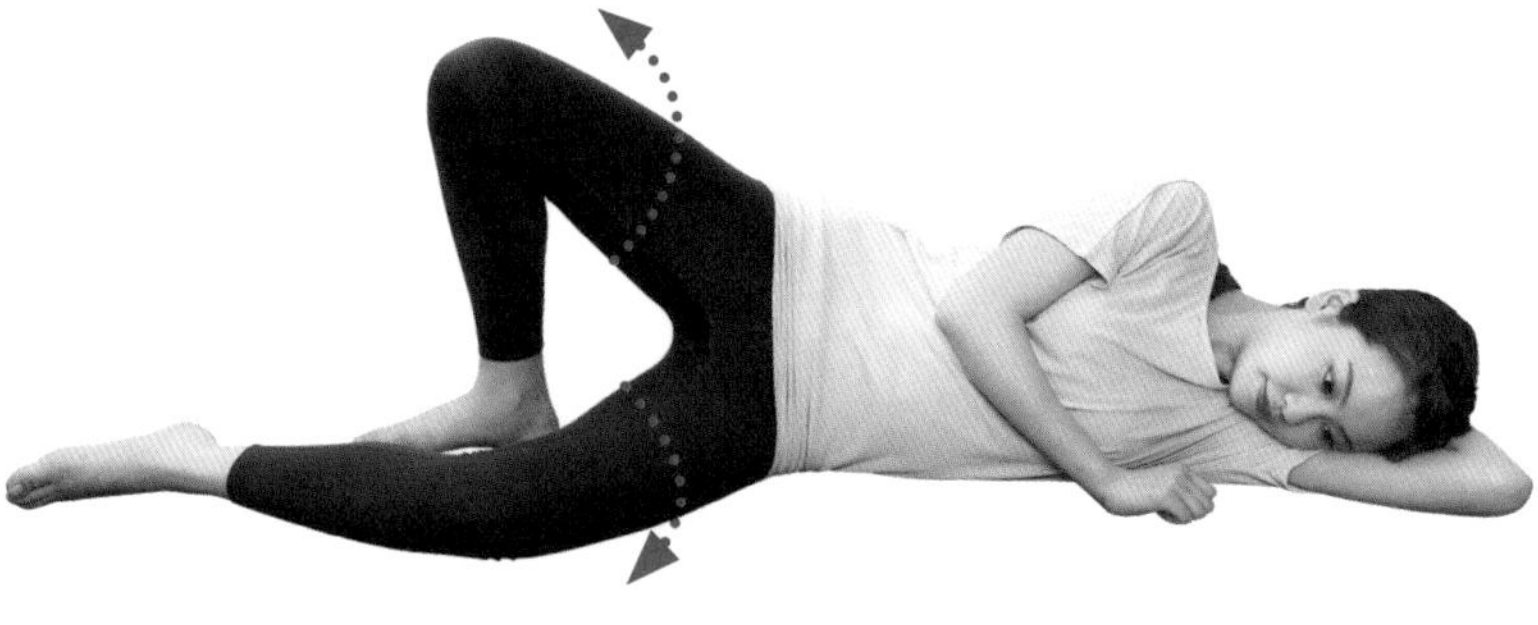

目覚めたあと、ひと呼吸置きます。その後、つま先を外側に向けながら右ヒザを立てましょう。右向きに寝ている場合は、左右逆になります。

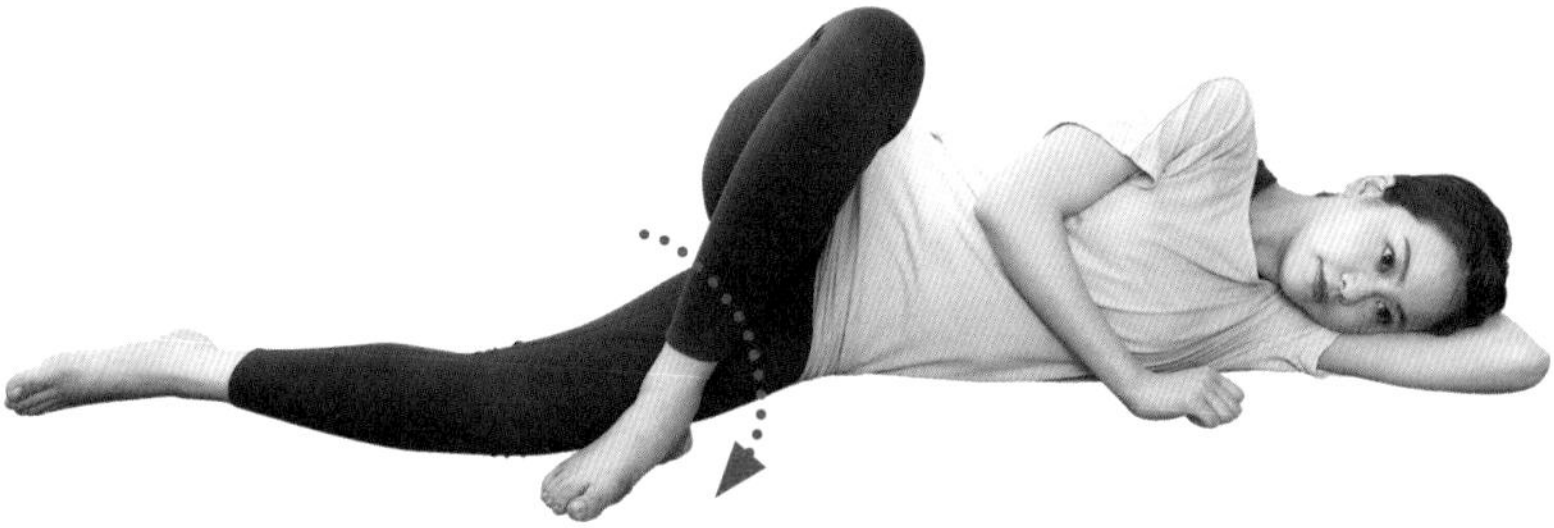

右足で左足をまたぎ、右ヒザを立てて交差させます。このとき、左足の大腿部は「回外」させます。

右足大腿部を「回外」させながら、ゆっくりと上体を起こします。骨格、筋肉に過度な負担をかけずに起き上がることで、腰や背中を痛めるのを防げます。

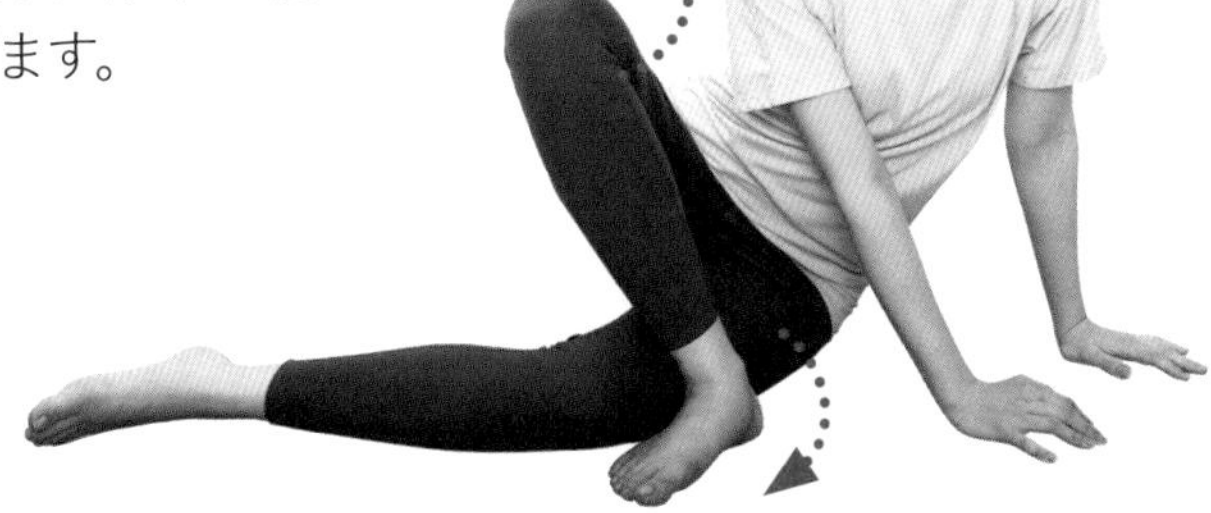

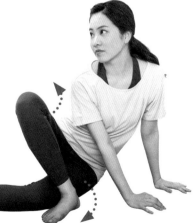

**NG!**

## 無理して起き上がるとギックリ腰になります!

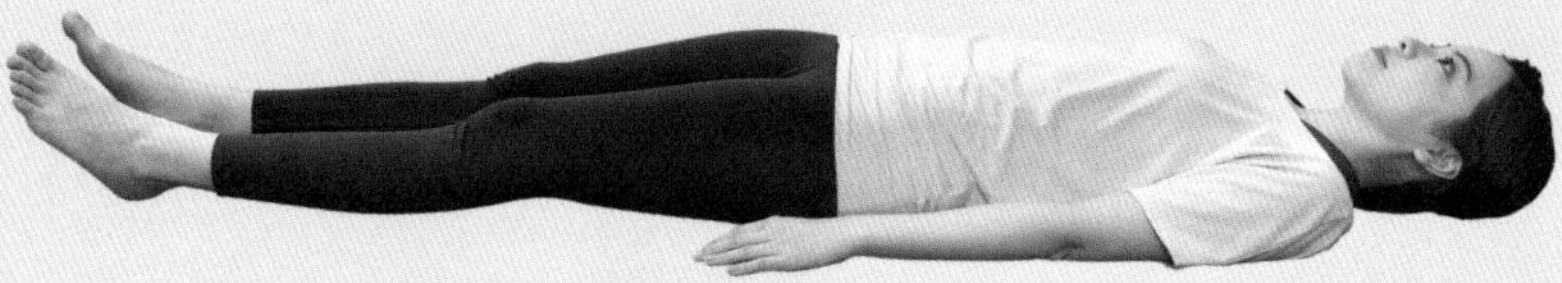

朝、目が覚めた状態。ここからいきなり上体を起こそうとしてはいけません。まずは、両つま先を外側に向け下半身の「回外」を意識する必要があります。

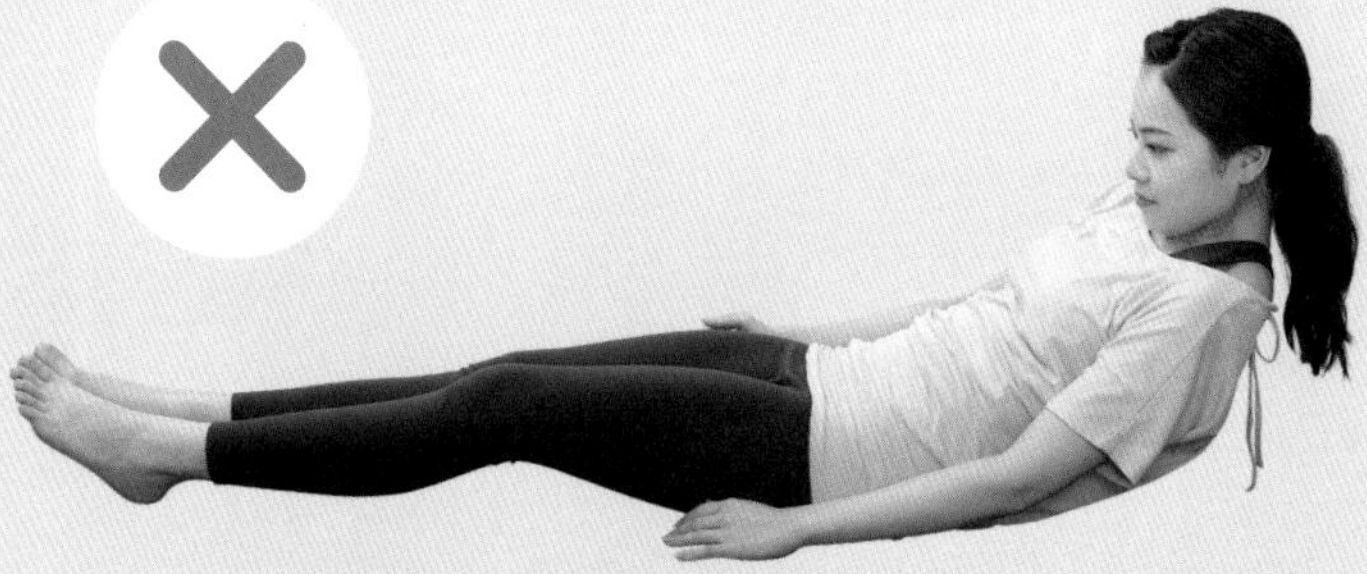

つま先を内側に向け、下半身を「回内」させたままで上体を起こそうとしてはいけません。腰や背中に過度の負担がかかります。

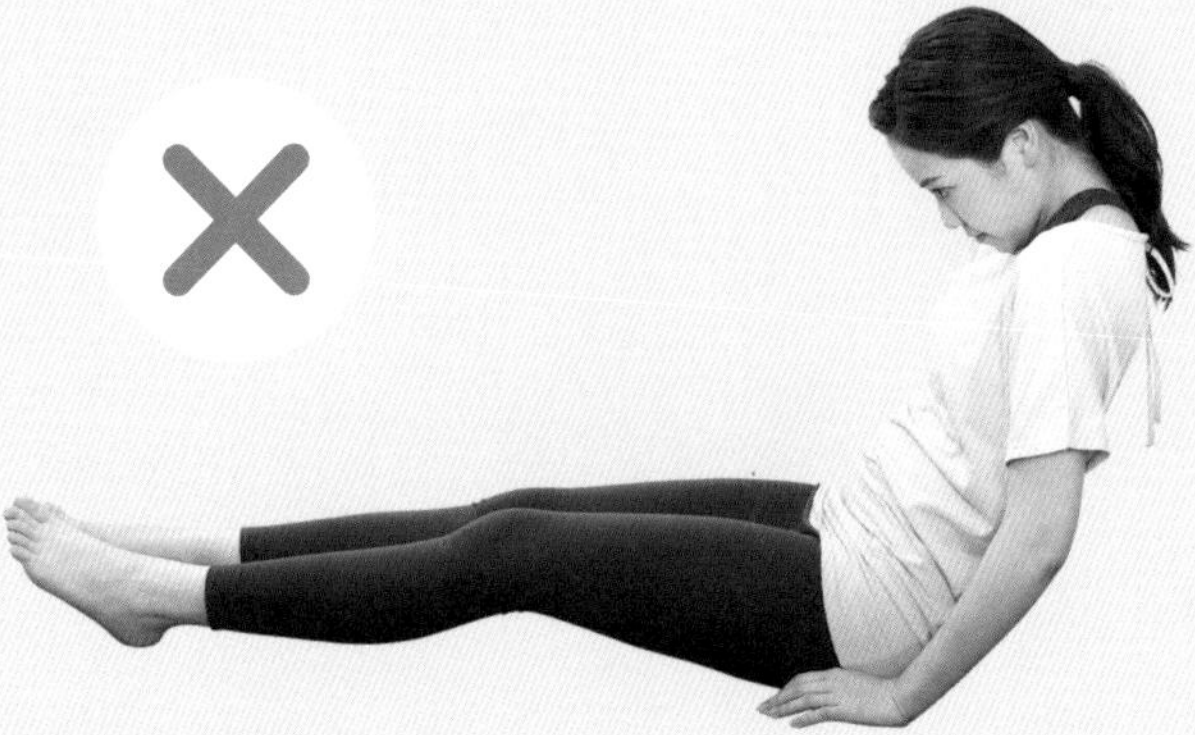

脚を伸ばしたまま、手をついて無理にカラダを起こそうとしてはいけません。カラダの「回外」を意識せずに上体を起こすと腰を痛めます。

起き上がったときに視線が下に向けられているのは、危険なシグナル。カラダが「回外」されておらず、ナチュラルポジションが作れていません。

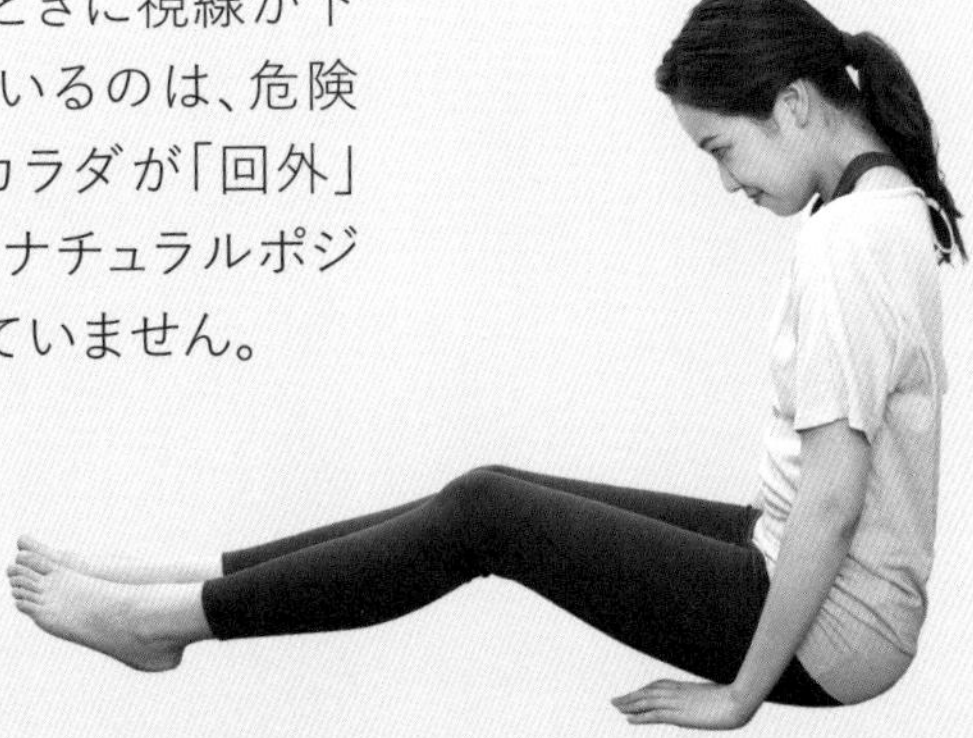

# Interview02

## 大きな痛みを二度も改善してくれた人生の先生

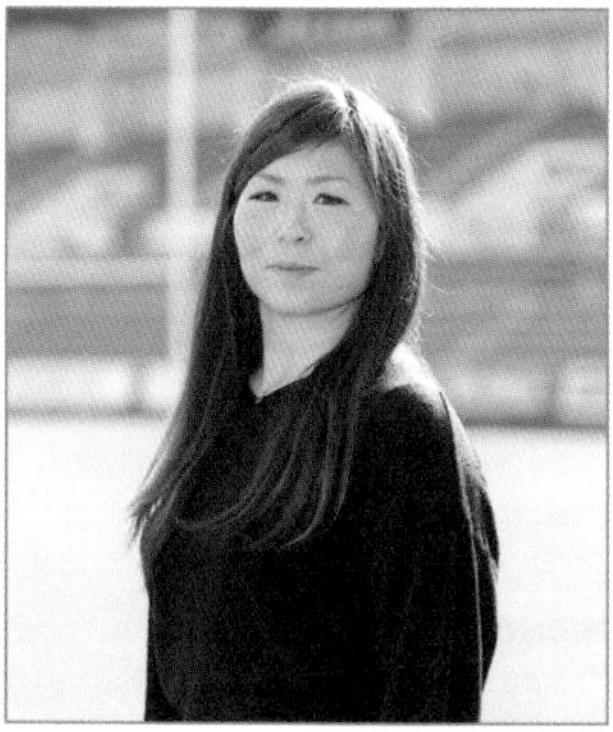

撮影：谷本結利

野毛《のげ》伸子《のぶこ》さん

1986年生まれ。静岡県出身。女子ラグビー元日本代表。現在は7人制ラグビーチーム「アザレア・セブン」の監督兼チームコーディネーターを務める。

15年ほど前、大学生だった私は陸上競技部に所属し砲丸投げをやっていましたが、2年生のときに腰を痛めてしまいました。最初は「すぐに治るだろう」と思っていたのですが、徐々に痛みが増し、練習はおろか歩くこともできず、松葉杖が必要な状態になってしまったんです。いくつかの病院で診察、治療をしてもらいましたが、症状は改善しませんでした。

そんなとき、大学サッカー部の指導者から夏嶋先生を紹介されました。静岡にいらっしゃる先生のところへ松葉杖をついて行きました。私の姿を見て、すぐに先生が言ったんです。「かかとがゆがんでいる。それに足指が使えていない」と。

テーピングを用いてかかとの位置を修正してもらいました。すると驚いたことに、先生とお会いして10分後には、歩けるだけでなく、ジョギング程度には走れるようにもなりました。腰が痛いと言えば、普通は腰をマッサージしたり治療したりしますが、夏嶋先生はカラダをゆがめている根本的な原因を見抜いてくれたのです。

このときに、「指を使ったトレーニングをするように」とも言われました。エアロバイクを漕《こ》ぐ際にも足首は伸ばしたまま、指を使って動くんです。先生のところに通い、指導を受けていると、コンディションはどんどんよくなっていきました。

じつは最近でも先生にお世話になったことがありました。

２０２１年11月に交通事故に遭い、むち打ち症になってしまったのです。

このときも「すぐに治るだろう」と簡単に考えていたんです。でも、そうではありませんでした。右手がしびれ、首、肩の痛みが増してきて眠りも浅くなりました。つらくてたまらず、また先生のところに駆け込みました。

そのときに、先生に聞かれたんです。

「事故のあと、ずっと歯ぎしりをしていないか?」って。眠っているあいだのことなので自分ではわかりません。「マウスピースをして寝てみろ」と言われ、ラグビー現役時に使っていたマウスピースをはめて寝ることにしました。

驚きました。肩コリ、首の痛み、頭の重さ、カラダのだるさが一気に消えたんです。衝撃でした!

でもそのあと、こうも言われました。

「カラダが大きな衝撃を受けているから、簡単に考えちゃいけない。いまはラクになっていても、完治までは2~3年かかる。マウスピースをしたまま寝るのを続けろ」と。

先ほども言いましたが、肩や首が痛いというとその部分だけを気にしがちです。でも先生は違い、その原因がどこにあるかを見抜いてくれます。

私にとっては「人生の先生」。これまでに私が持っていない「視点」を与えていただきました。今後も、いろいろと教えていただきたいと思います。

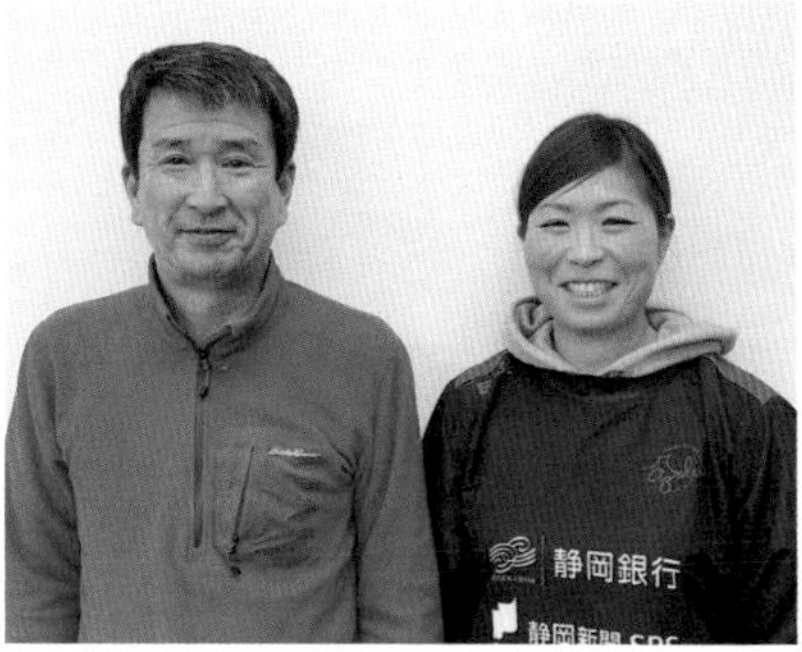

治療に訪れた際に、夏嶋先生と。

# 第3章

# 浮遊ろっ骨を閉じる感覚が身につく「10秒ほぐし」

カラダが柔らかくなれば、ケガをしにくくなり、痛みもなくなる。ある意味正しい考え方ですが、柔らかくするための柔軟法を間違っていては、余計にカラダを痛めることになりかねません。ゆがんだカラダのまま必死に筋肉を伸ばしても、ケガにつながってしまいます。ここではナチュラルポジションでほぐしてからの、正しい柔軟法をご紹介します。

## 浮遊ろっ骨とナチュラルポジションの関係性

第一章で浮遊ろっ骨を閉じることの有効性について記しました。でも、こんなふうに感じている方もいらっしゃることでしょう。

「浮遊ろっ骨を意識するのが難しい」
「やってみると意識できるが、浮遊ろっ骨の閉じた状態をうまく維持できない」

長いあいだ、重力に負ける形の姿勢を続けてきた方は、すぐに改善するのは難しいかもしれません。それでも、ナチュラルポジションを身につけることはできます。ただ、慣れるまでのあいだ、浮遊ろっ骨の閉じを意識し続ける必要があります。

ここでは、「浮遊ろっ骨を閉じる感覚をつかむトレーニング」を紹介します。トレーニングといっても、決してハードな動きを伴うものではありません。日常生活の姿勢、動作のなかで感覚を磨いていきます。

浮遊ろっ骨を閉じると、ウエストにくぼみができ、メリハリのあるボディに近づける——。

それだけを話すと勘違いをして、無理におなかを引っ込めようとする人もいます。腹筋に力を込めれば、その瞬間はウエストサイズが縮まりますが、そうではありません。このとき、浮遊ろっ骨は閉じておらず、逆に開いてしまっています。

「浮遊ろっ骨を閉じる」と「ナチュラルポジション」は、同意。

頭頂を真上から糸で吊るされている意識を持って立ち（あるいは座り）、肩は上げません。全身でリラックス状態を保ちます。その姿勢になったとき、浮遊ろっ骨は閉じた状態になるのです。

立ち姿勢、座り姿勢、そして動きのなかでも、浮遊ろっ骨を閉じる感覚は身につけられます。そして身につけば、ナチュラルポジションがもっともラクな姿勢だと感じられるようになり、あなたのカラダと日常生活の動きが大きく良化します。

# 浮遊ろっ骨が閉じる感覚をつかむトレーニング①

腰に手をあて、背中のラインをまっすぐにし、
頭頂部を上に引っ張られているイメージで座ります。

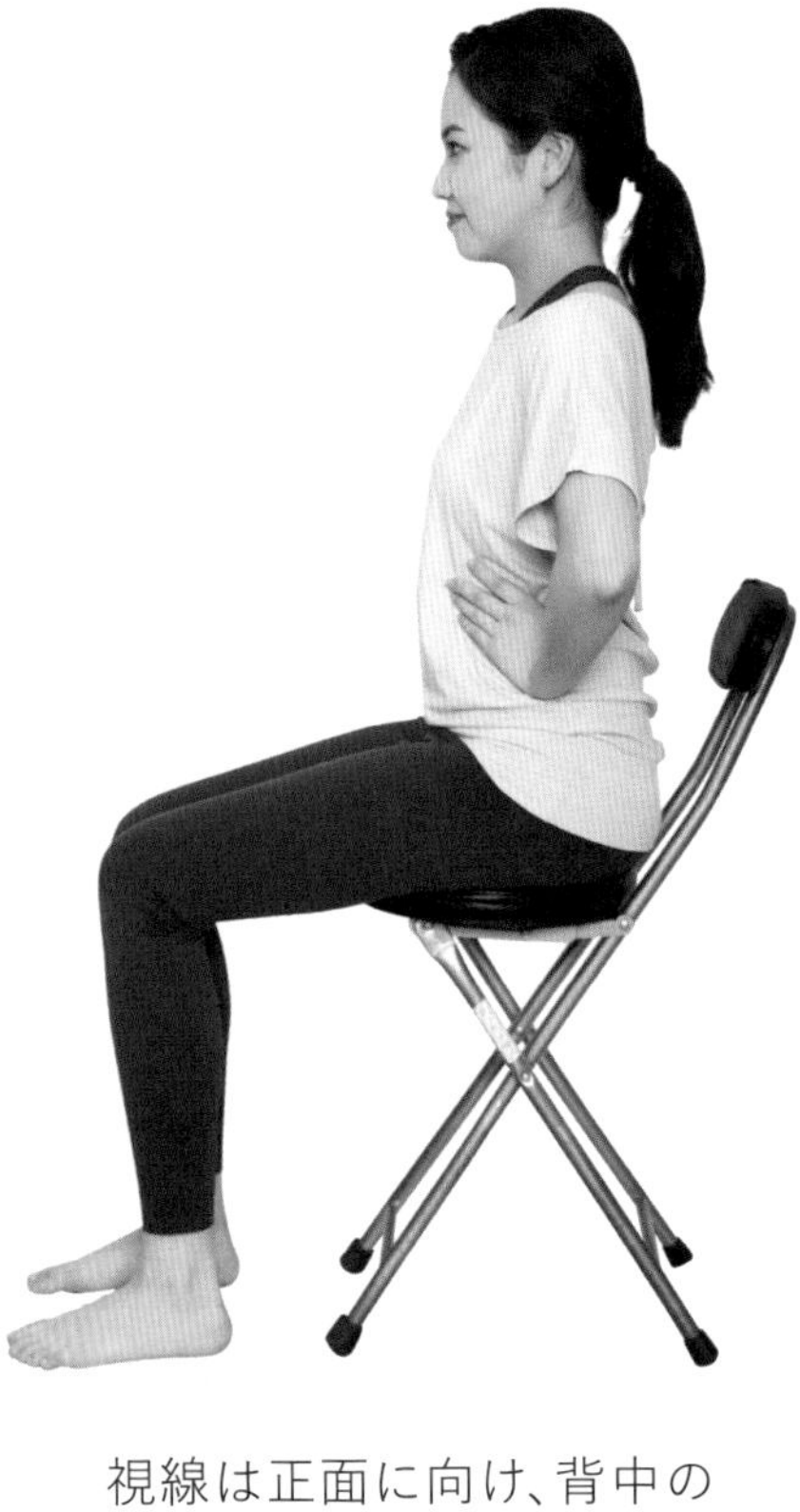

視線は正面に向け、背中のラインはまっすぐに。このとき、耳と肩がライン上にそろいます。顔を前に突き出さないように注意！

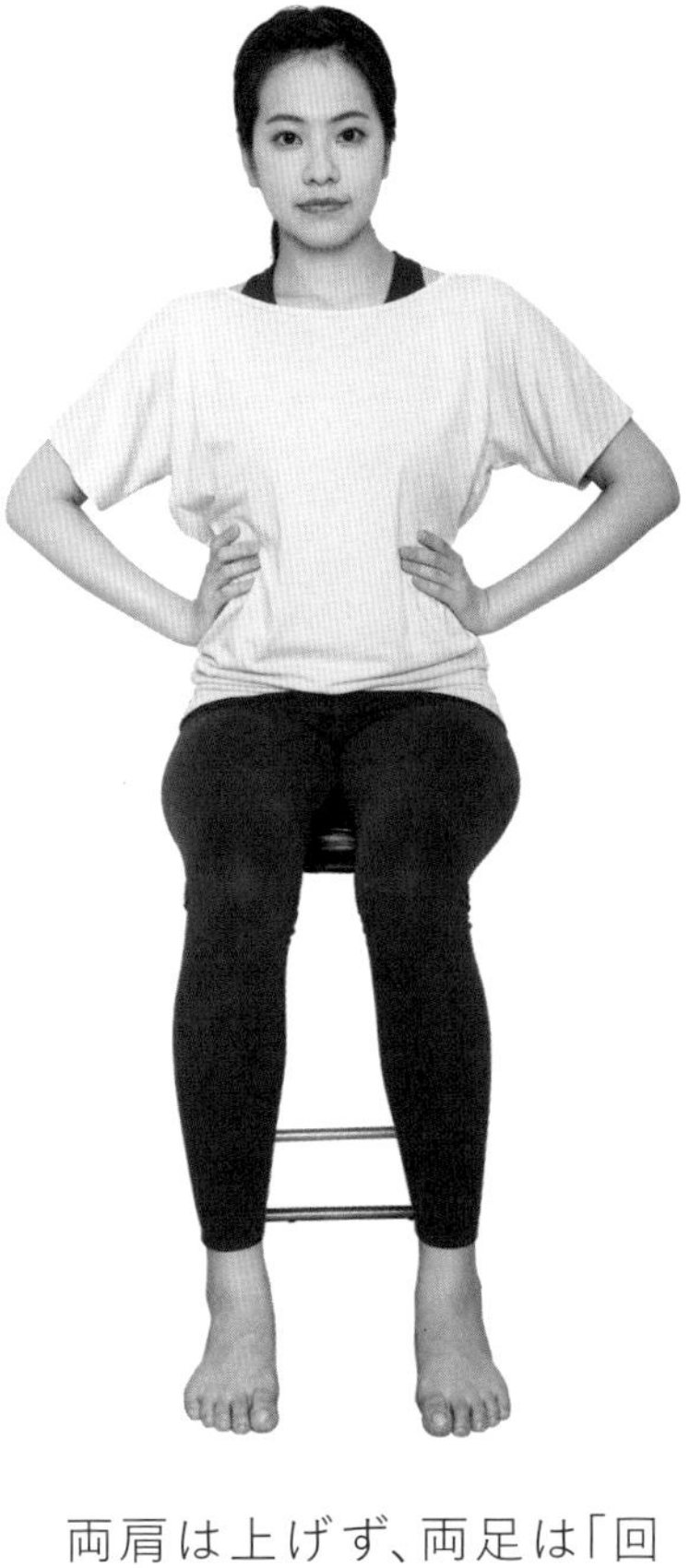

両肩は上げず、両足は「回外」状態にすると、自然にウエストが縮む感覚が得られ、このときに浮遊ろっ骨は閉じます。

# 浮遊ろっ骨が閉じる感覚を つかむトレーニング②

片方の腕をカラダの前で横に伸ばし、
もう片方の腕で包むようにして交差させます。

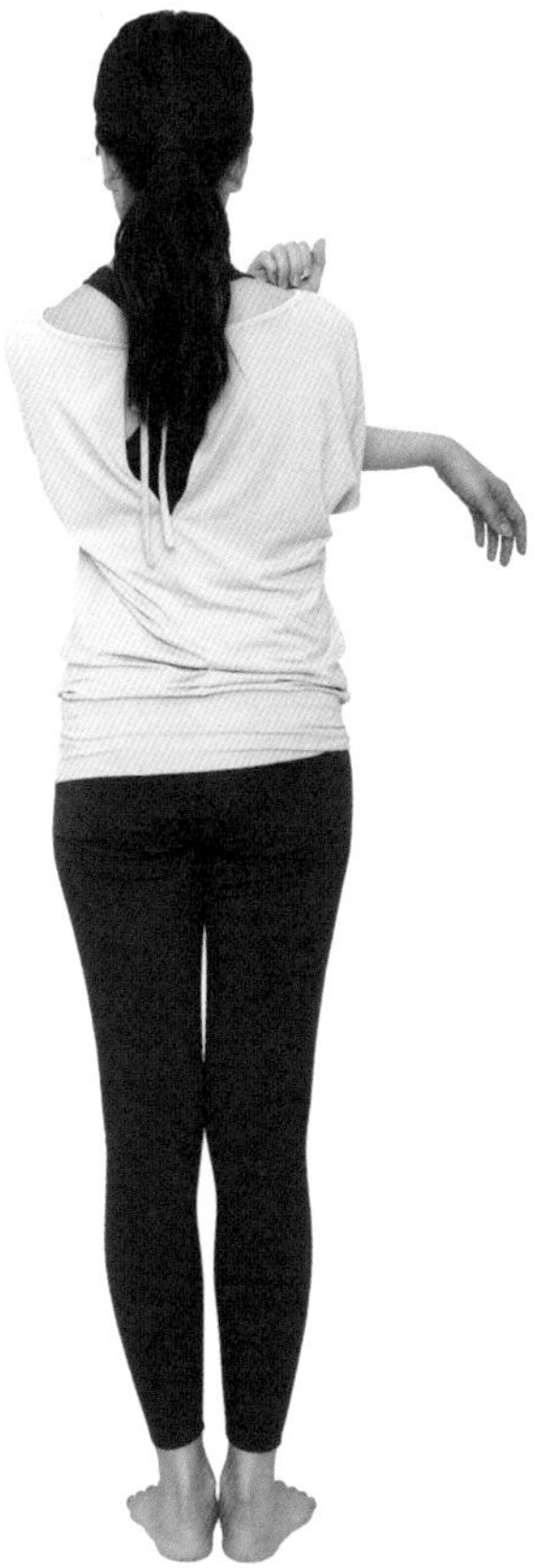

筋肉を伸ばすストレッチではなく、カラダを緩める姿勢です。両肩は上げずにリラックス、左右平行な位置を保ちます。

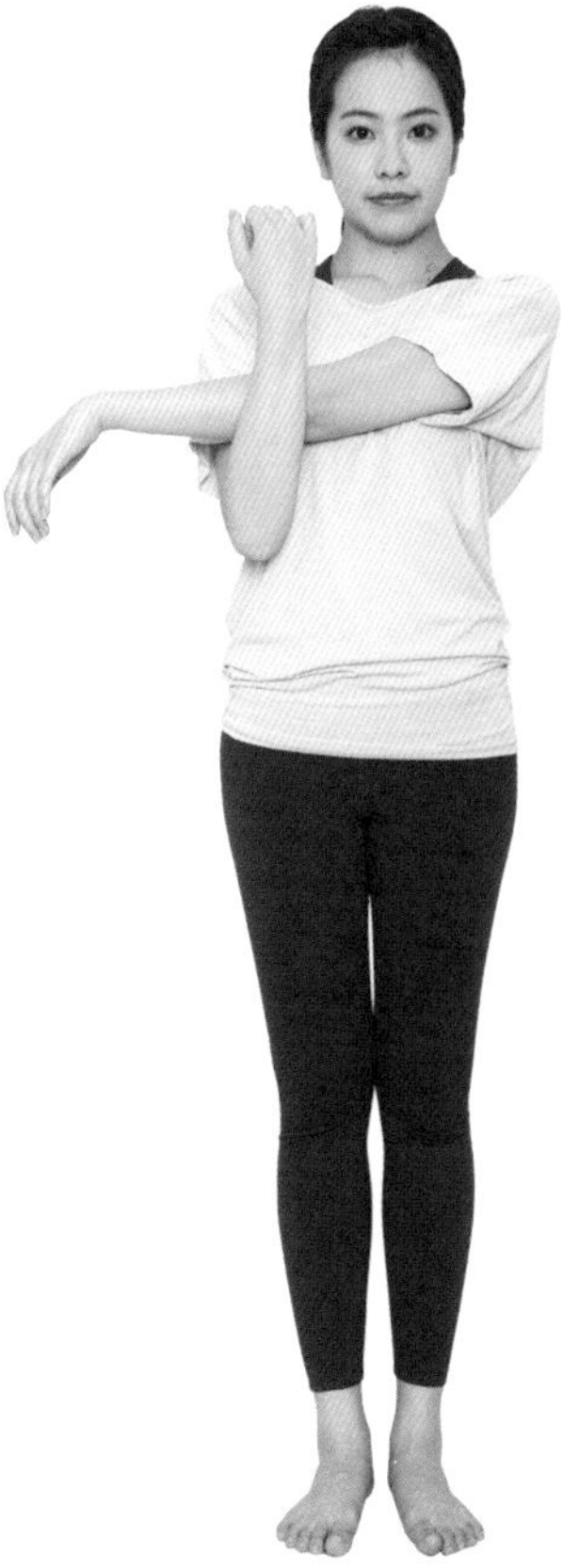

右腕に力を込めて左肩を伸ばすのではありません。上半身の四角形を崩さずに立ち、浮遊ろっ骨の閉じを感じましょう。

# 浮遊ろっ骨を閉じるために骨盤の動きもチェックしよう!

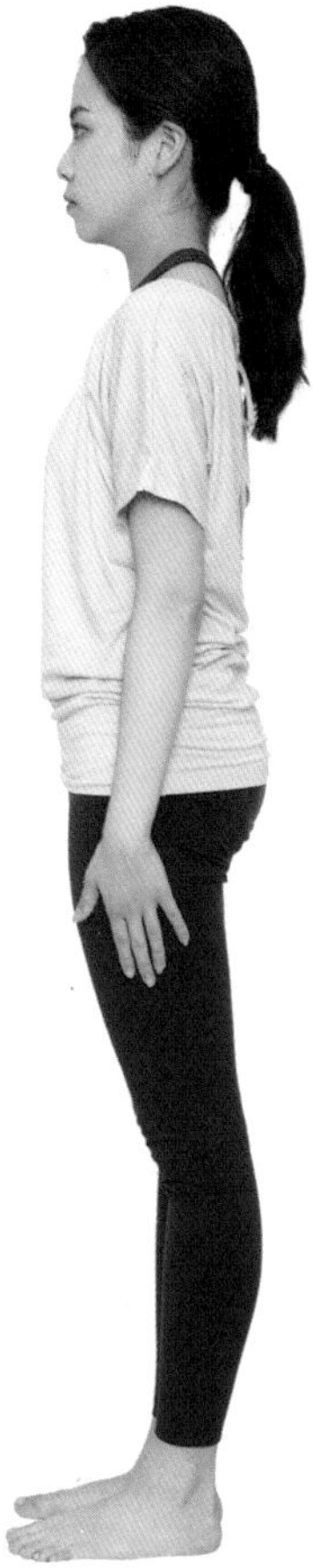

ナチュラルポジションでまっすぐに立った姿勢から始めます。

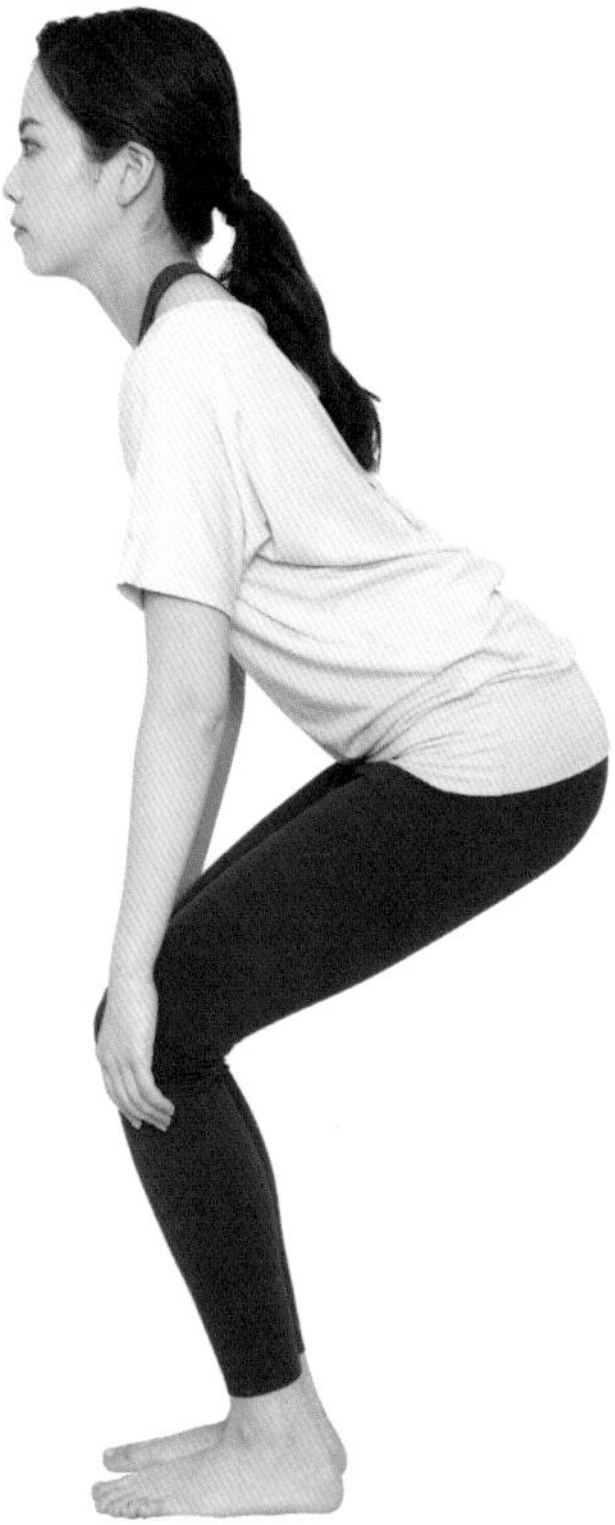

視線は正面に向け、背中のラインはまっすぐに保ち、ヒザを曲げながらカラダを下に沈めていきます。

## 浮遊ろっ骨を閉じるには、
## 骨盤の前傾、後傾を自在に行う必要があります。
## そのためのエクササイズとしてもトライ!

ここから骨盤を後傾させます。スムーズに骨盤を動かせず、浮遊ろっ骨がうまく閉じれない人は、ここで一度止まってしまいます。

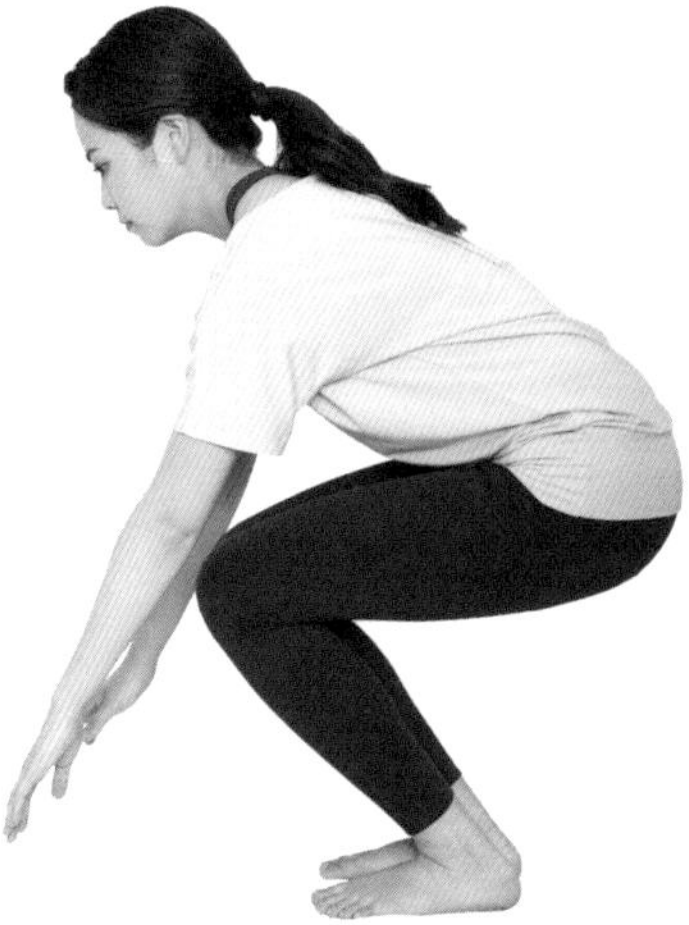

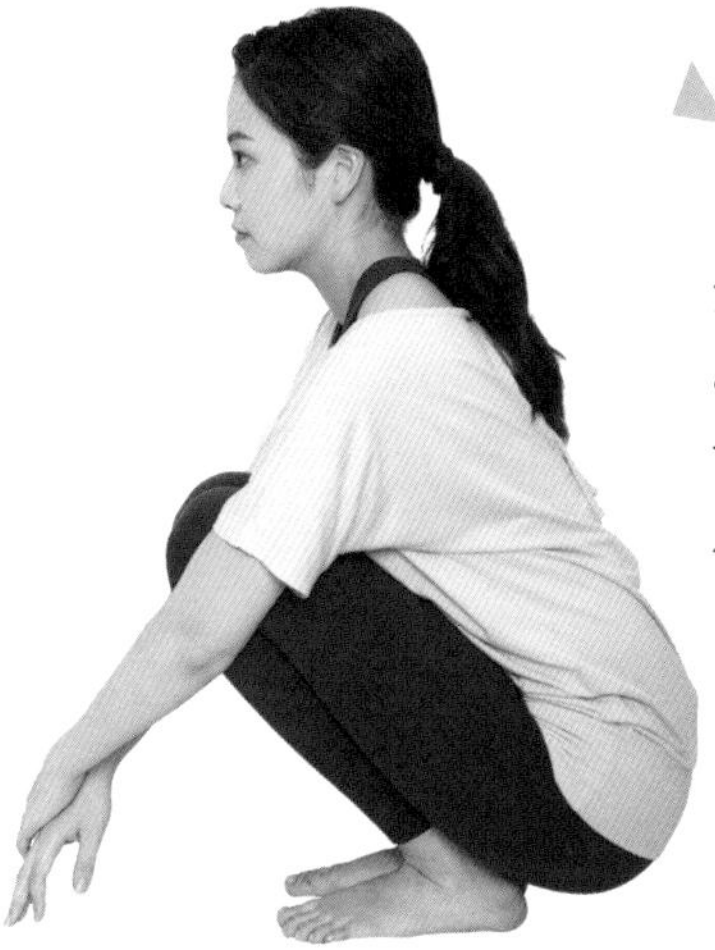

かかとを床につけたまま、しゃがみ込みます。骨盤を上手に動かせず、前傾したままにしていると、後ろに倒れてしまいます。

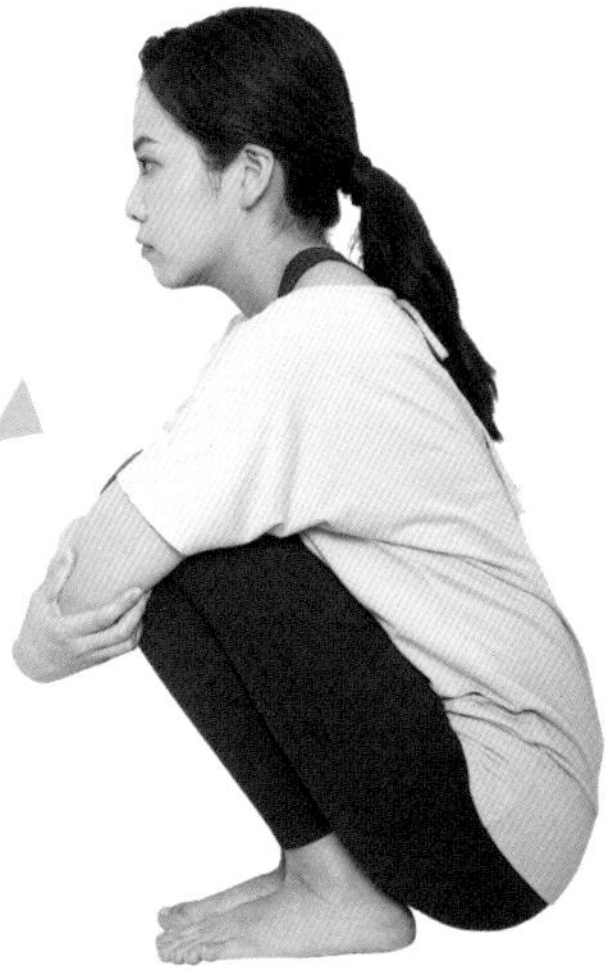

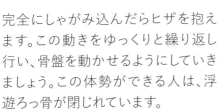

完全にしゃがみ込んだらヒザを抱えます。この動きをゆっくりと繰り返し行い、骨盤を動かせるようにしていきましょう。この体勢ができる人は、浮遊ろっ骨が閉じれています。

## 人間の背骨の動かし方は、4パターン

①前屈（上半身を前に倒す）
②後屈（上半身を後ろに倒す）
③側屈（上半身を横に倒す）
④回旋（上半身を回す）

人間の背骨の動かし方は、この4パターン。これらの動きの起点となるのが、「浮遊ろっ骨」です。

関節の可動域を広げ（あるいは維持し）、カラダを柔軟に保つために、これらの動きを実際にやってみましょう。

単に形を真似るのではありません。また、勢いをつけてカラダを動かしてもいけません。骨の動きを意識しながらゆっくりとカラダと対話をするように行います。

ストレッチを続けている方も、多くいるかと思います。ケガをしないようにカラダを柔らかく保つことが大きな目的のひとつでしょう。でもその際に、筋肉を無理にグイグイと伸ばしたり、勢いを用いてカラダを反らしてはいけません。

もし、そのようなストレッチをしているのであれば、逆効果です。「やった感」は得られたとしても、カラダは柔らかくなるどころか、むしろ硬くなってしまいます。

このあと具体的に説明しますが、上半身を前に倒すストレッチの場合、指先を無理やり床に届かせようとして勢いをつけて行う人がいます。これは、バランスを欠いたやり方だと言わざるを得ません。

その直後に、後屈をしてみてください。上半身を後方に倒せなくなっていることに気づくはずです。

また、4つの背骨を動かす動作を行う際には、カラダをゆがませていてはいけません。さらに、回旋動作では、ひねりも用いません。上半身の四角形を崩さないことが、ケガをしない柔軟なカラダを育むポイントとなります。

# 10秒前屈

骨の動きを意識しながらゆっくりと、
できる範囲で上半身を前方に倒して10秒キープします。
前屈から回旋までを1セット。1セット×1～3回を目安に。

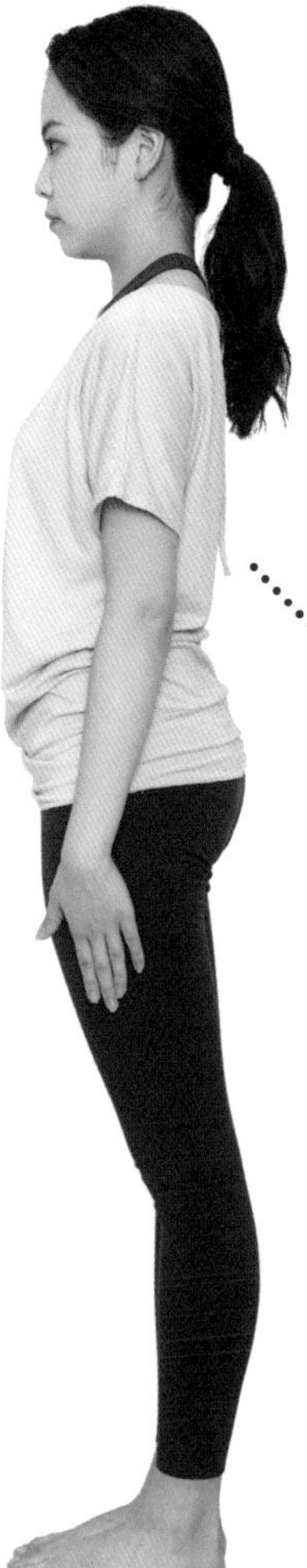

最初の
姿勢

Point!

**頭頂から吊られているイメージで、リラックスして立つ**

スタート姿勢となるナチュラルポジション。すべての動きに共通することですが、カラダに無理のないリラックスした姿勢から始めることが必須です（立ち姿勢は58ページ参照）。

## NG!

**勢いをつけたり、無理に伸ばしてはいけません!**

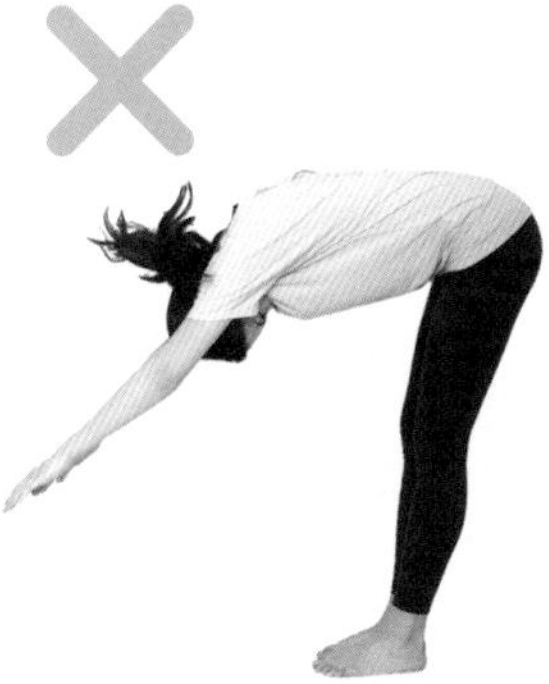

勢いに任せて上半身を前に振り倒すのはNG。これでは関節の可動域を広げることはできません。

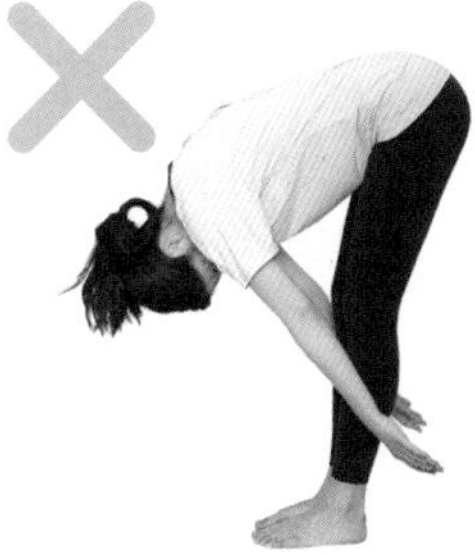

骨盤の位置が後ろに動き、背中も丸まっています。勢いをつけて無理に行うとケガを招きかねません。

## 初〜中級

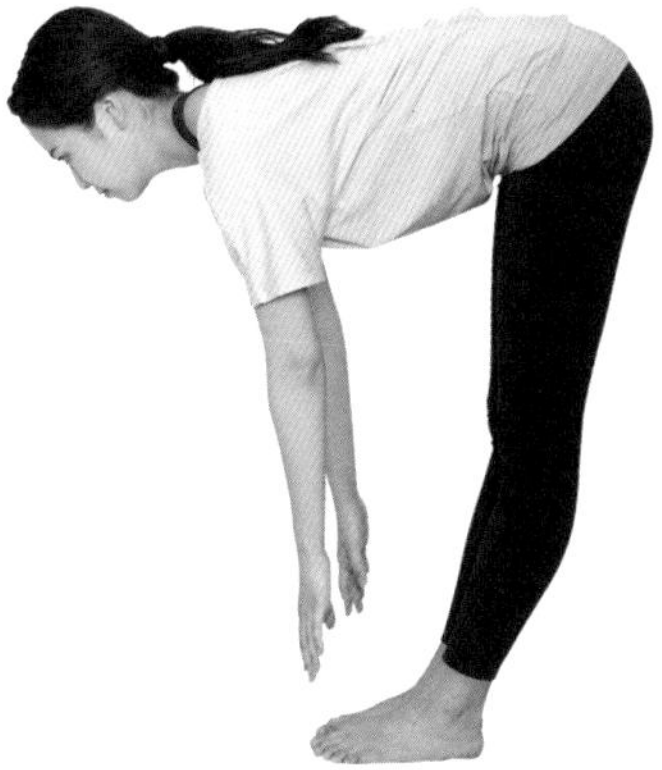

背中のラインはまっすぐに保ったまま、骨盤の位置を変えずに上体を前に倒していきます。

## 上級

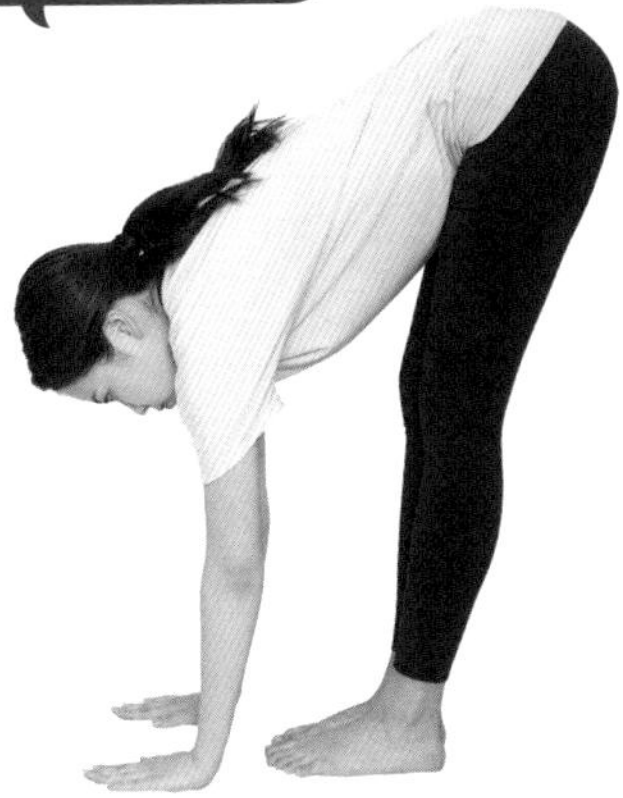

可能なら深く上体を倒し、手のひらを床にベッタリとつけてみましょう。

# 10秒後屈

初〜中級

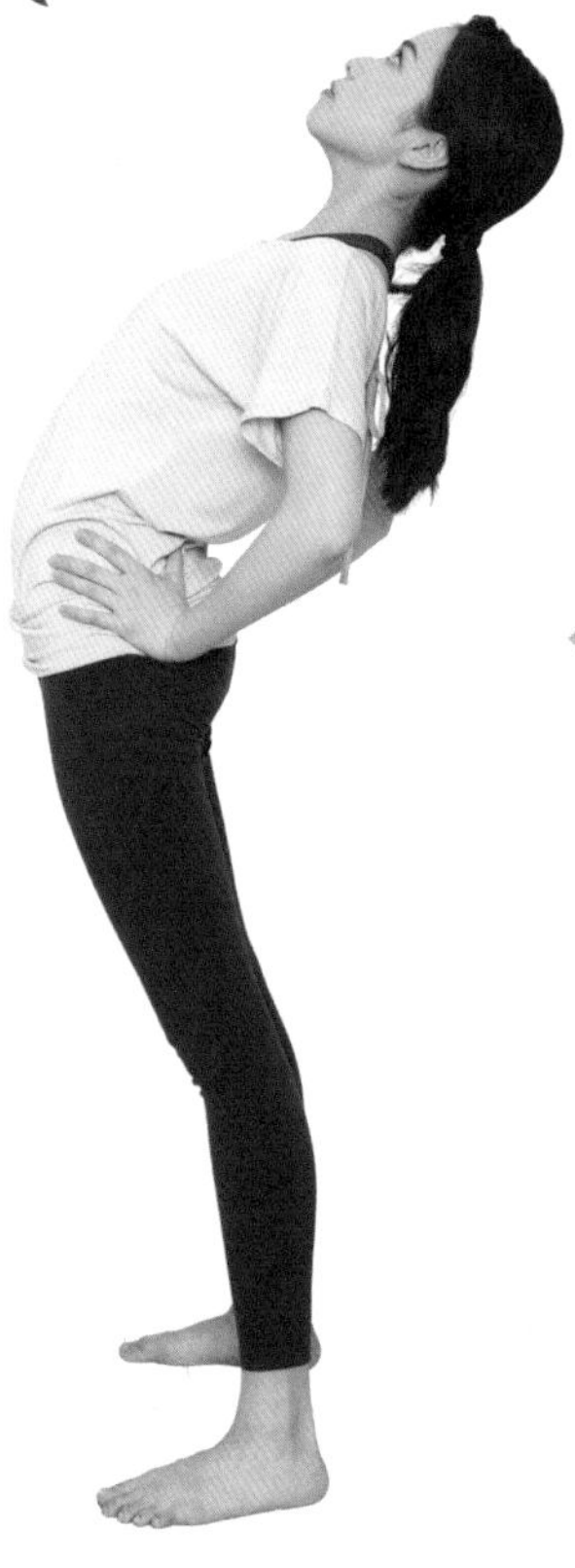

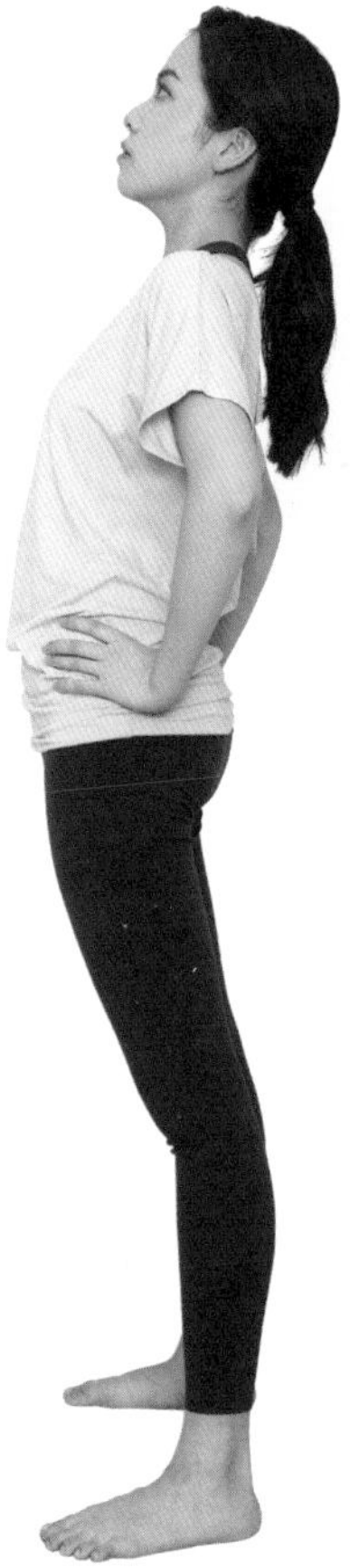

最初の姿勢

骨盤の位置を変えることなく、ゆっくりとできる範囲で上体を後方に倒します。無理におなかを突き出してはいけません。

ナチュラルポジションがスタート姿勢。足を肩幅程度に開き、腰に両手をあて、視線を上に向けながら、上体を後方に倒していきます。

## 骨盤の位置を変えずに、上体をゆっくり後方に倒して10秒キープします。前屈から回旋までを1セット。1セット×1〜3回を目安に。

### 上級

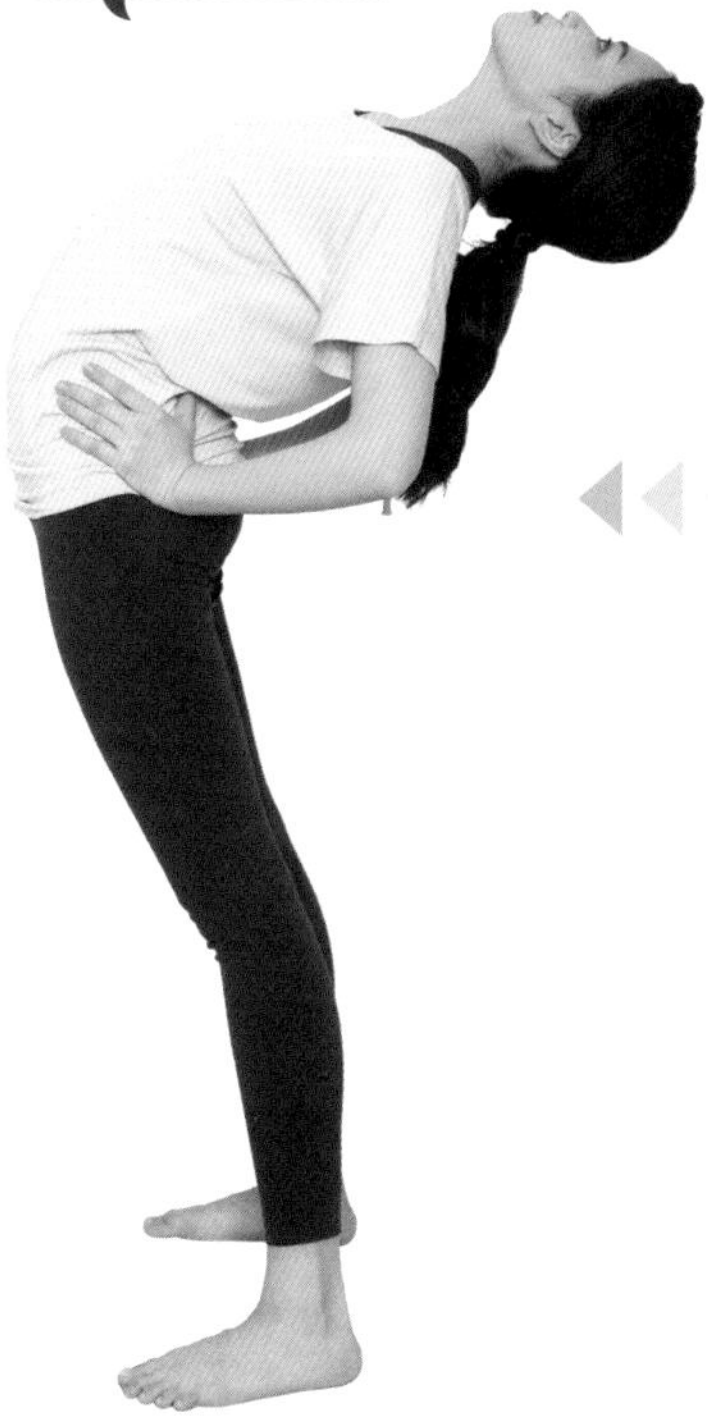

カラダが柔らかい人は視線を天井に向けて、ここまで上体を後方に倒してみましょう。骨盤の位置は変えずに行います。

### NG!

## 手をあてる位置に気をつけて。無理に反らさないように!

×

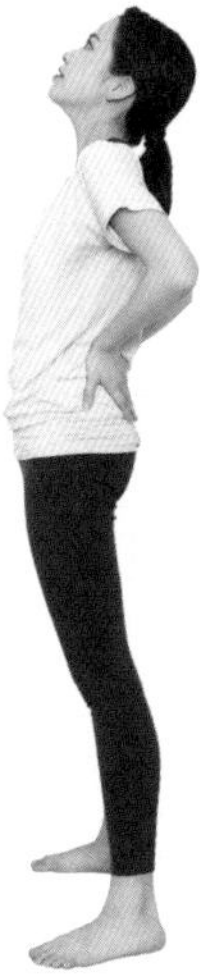

スタート時に、両手を背中近くにあてるのはNG。骨盤の位置を一定にするためにも、両手は肩からまっすぐ下ろしたラインにあてるようにします。

×

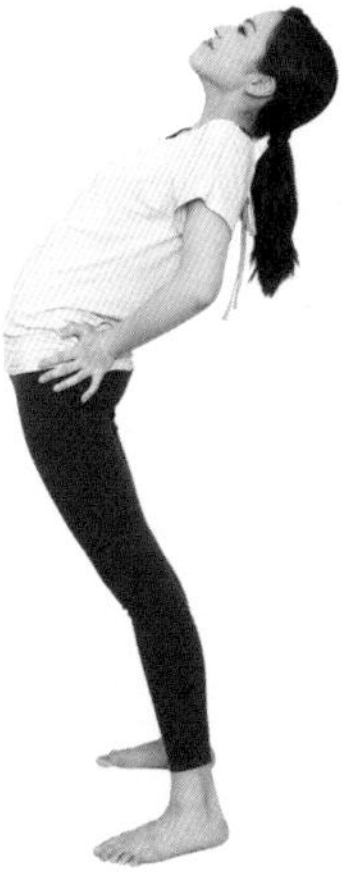

勢いに任せて反らせてはいけません。このやり方だと上体を大きく後ろに倒せますが、その後の前屈幅が狭まり、結局、カラダを硬くしてしまいます。

# 10秒側屈

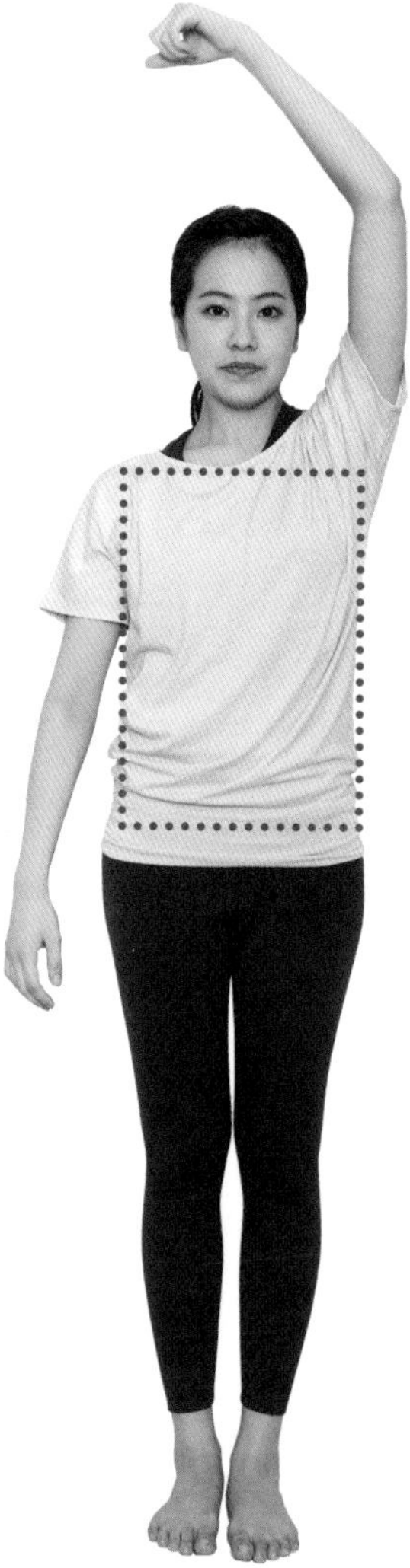

ナチュラルポジションから左腕を上げます。リラックスしたままゆっくりした動作で、上半身の四角形を崩さないように行います。

## NG!

### 無理に体側を伸ばすと、カラダを痛めます!

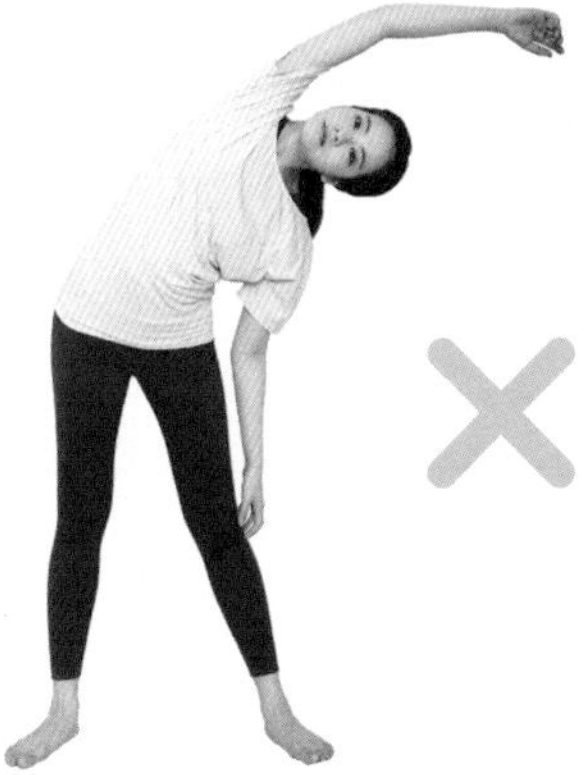

勢いに任せてカラダを真横に倒すのはNG。右体側が伸びていますが、この動きだけではカラダを総合的に柔らかくすることはできません。

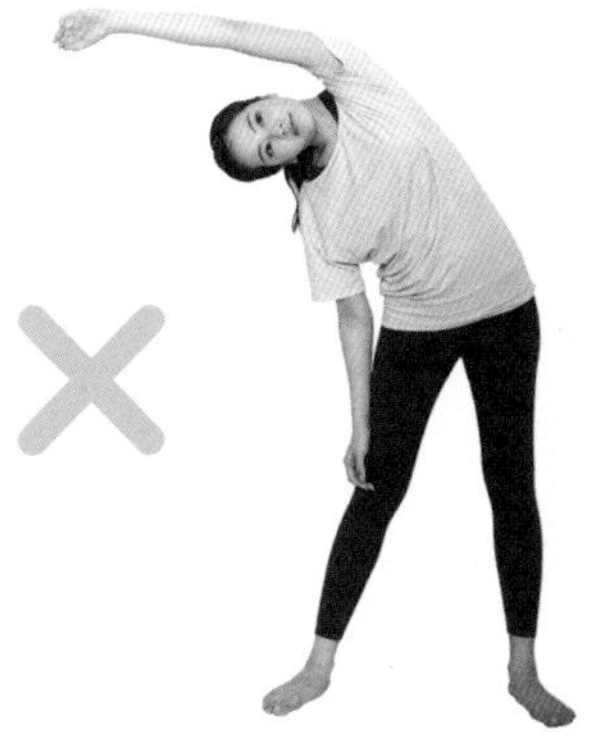

カラダが硬く、バランスが整っていない状態で無理に体側を伸ばすのはNG。柔軟性が得られないだけではなく、ケガをしかねません。

### 体側《たいそく》を無理に伸ばさず、上半身の四角形を保ったまま腕を上げて10秒キープします。前屈から回旋までを1セット。1セット×1〜3回を目安に。

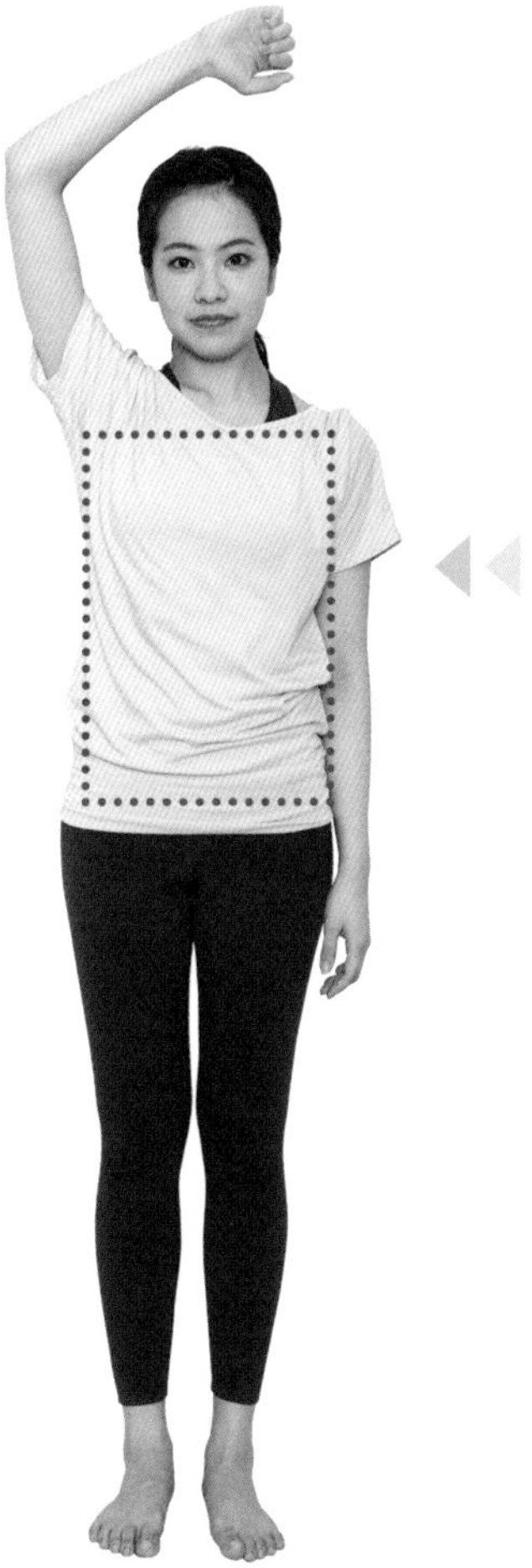

ナチュラルポジションから右腕を上げます。骨の動きを意識しながら、左右1回ずつ行います。

# 10秒回旋

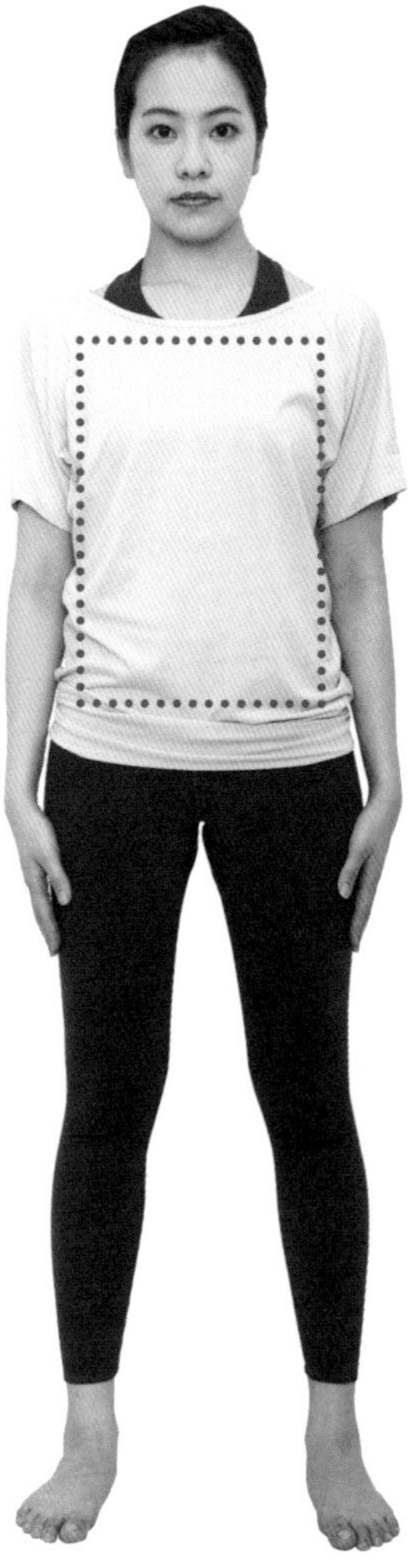

**最初の姿勢**

視線は正面に向け、肩の力を抜いたリラックス姿勢、足を肩幅程度に開いたナチュラルポジションからスタート。浮遊ろっ骨の閉じを感じながら行います。

**NG!**

**無理にねじっても柔軟効果は期待できません**

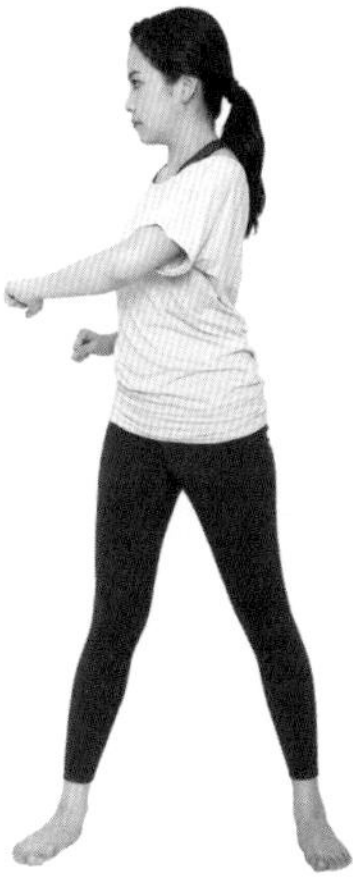

左肩を上げる勢いで上半身を回すのはNG。脇腹を無理に伸ばしても、カラダの柔らかさにはつながりません。

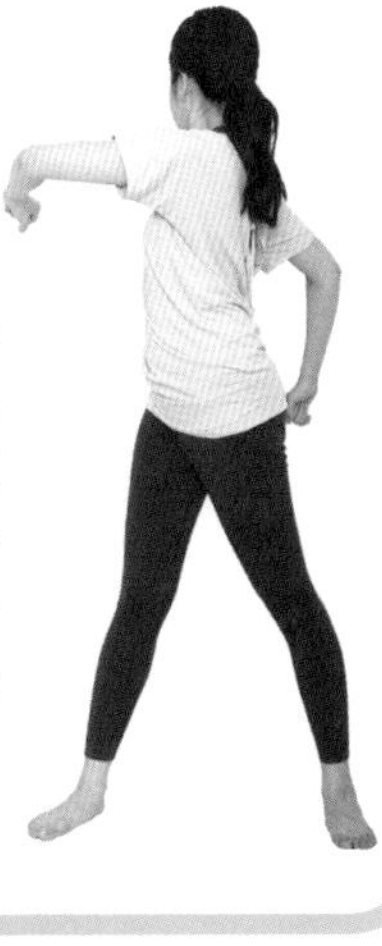

勢いに任せてカラダを左右にねじるのもNG。大きく動くと「やった感」が得られるかもしれませんが、柔軟性効果は期待できません。

**上半身の四角形を保った状態で、左右10秒ずつ行います。前屈から回旋までを1セット。1セット×1～3回を目安に。**

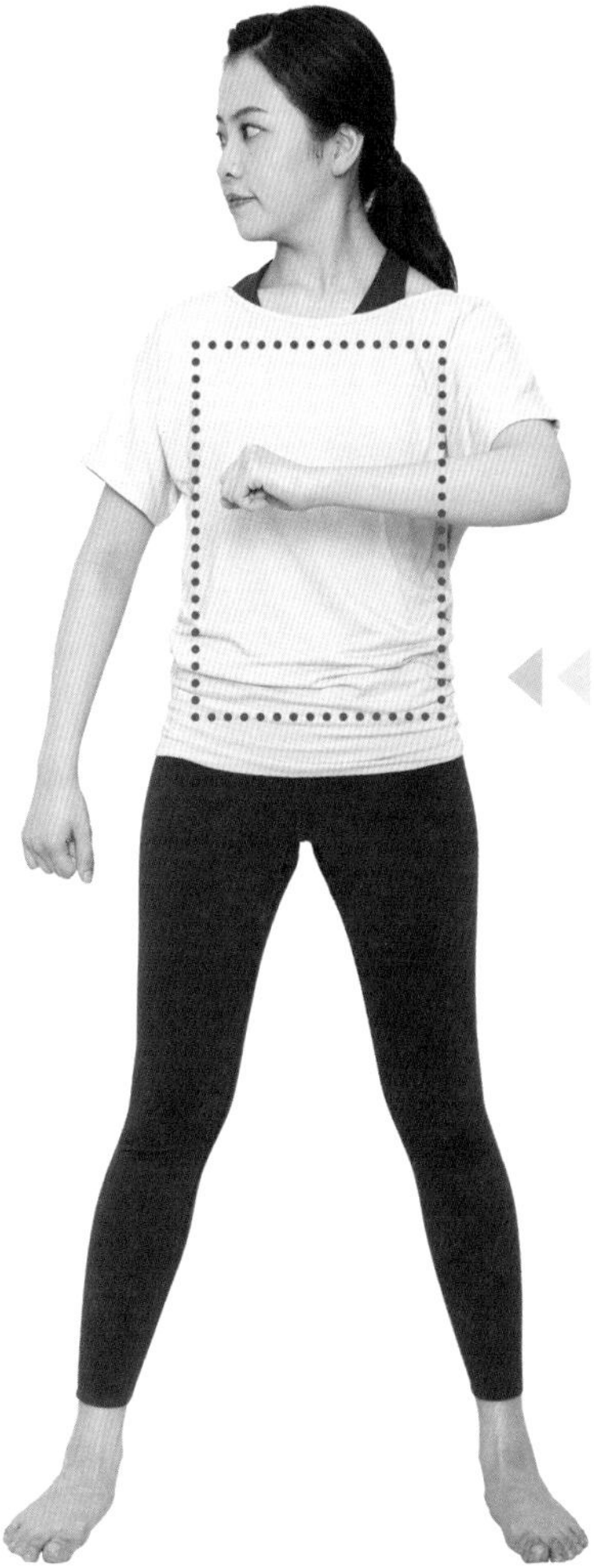

上半身の四角形を保ったまま、上体を右に傾けます。左側へも同様に行ってみましょう。

Advanced

## 蓮華座《れんげざ》で食事をすれば、太りません

やせたい、ダイエットをしたい。

体重が増えすぎたから、なんとかして落としたい。

いま以上に太りたくない。


そう思い、食事制限をする方が多くいます。

過食は太る原因になります。よって、食事制限をすることは間違いではありません。それでも、食欲を抑えられず失敗するパターンは多々あります。

そんなとき、自分にガッカリされることでしょう。

「自分の意志が弱いからだ」と思うこともあるのではないでしょうか。

でも、そんなふうに自分を責めてはいけません。

日々の生活は楽しいことばかりではありません。食事制限を決意したとはいえ、私生活や仕事でストレスを抱えることもあり、そんなときに甘いものに手を出してしまうことは自然な行為です。

まず、人間は欲望に負ける生き物であることを自覚しましょう。

「だったら、ダイエットなんてできないじゃないか」と言われそうですが、そうでもないのです。

ちょっとした工夫で、食欲はコントロールできます。

あなたは、どのような姿勢で食事をしていますか？

姿勢を気にせず食べていませんか？　もしくはカラダを椅子や床にだらっと沈め、カラダを思いっきり「回内」させた姿勢で箸を口に運んではいませんか？

もしそうなら、すぐに食事姿勢を改めましょう。

このあとに、食欲を抑える姿勢を紹介します。過食は、気持ちの強さで抑えるものではありません。少ない量でも満足感が得られる「浮遊ろっ骨」を閉じての食事姿勢にトライしてみてください。

# 太らない食事の姿勢

浮遊ろっ骨が開いた状態だと、食べすぎてしまいます。
蓮華座で食事をすると、食べすぎは防止できます。

やせたくてもつい食べすぎてしまう。そんな人には蓮華座での食事をおすすめします。骨盤を立てた姿勢で食事をすると、浮遊ろっ骨が閉じ、適量で満腹感が得られます（足の位置は左右どちらが上でもOKです）。

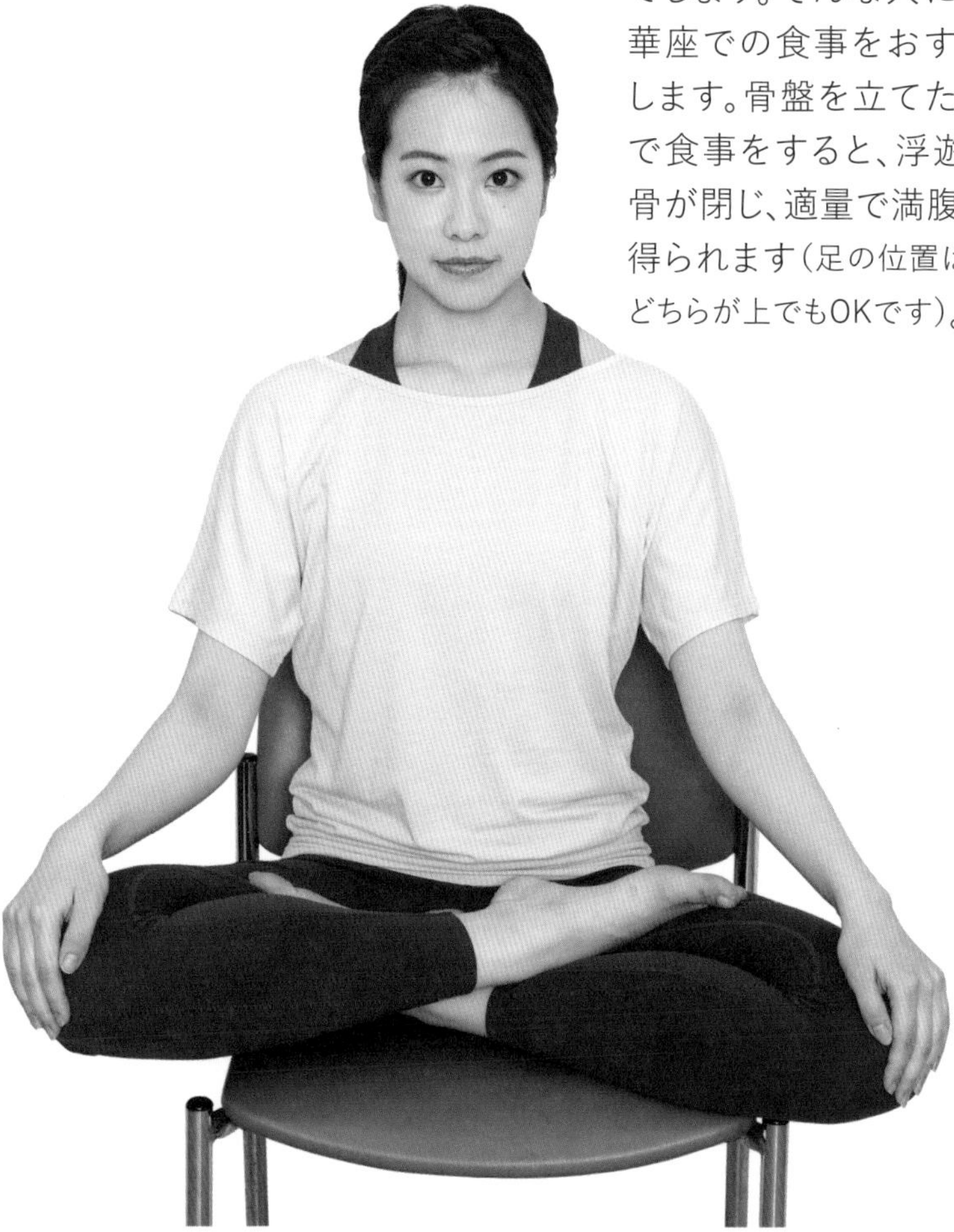

蓮華座の正しい組み方を覚えましょう。まず右足の甲を左太ももの上にのせます。このとき、右足はカラダの中央に引き寄せず「回外」させます。

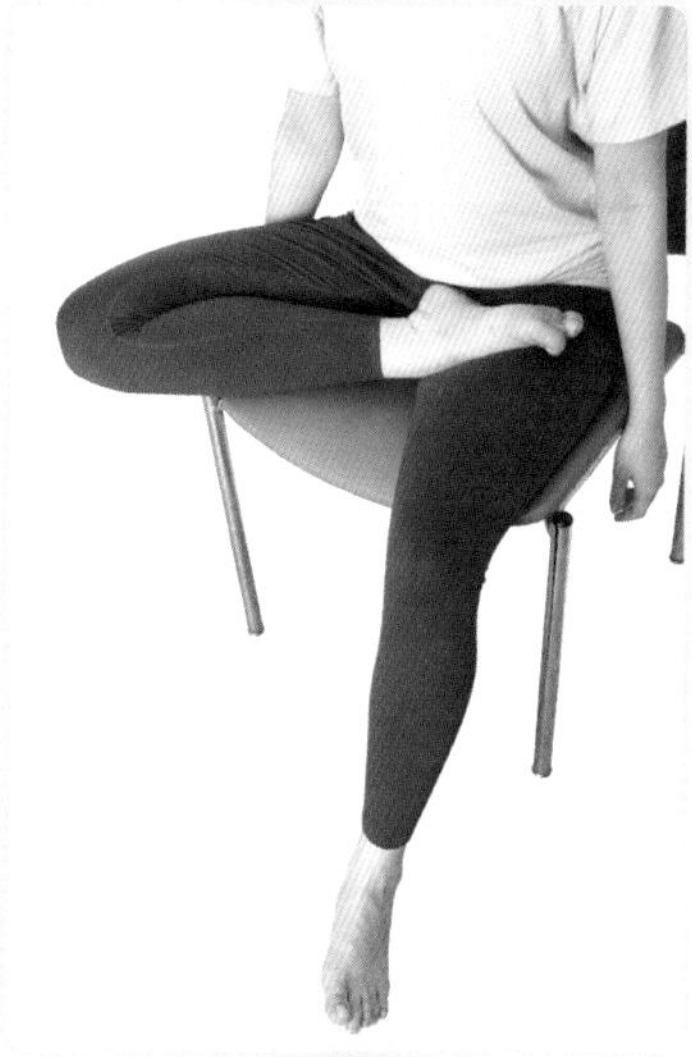

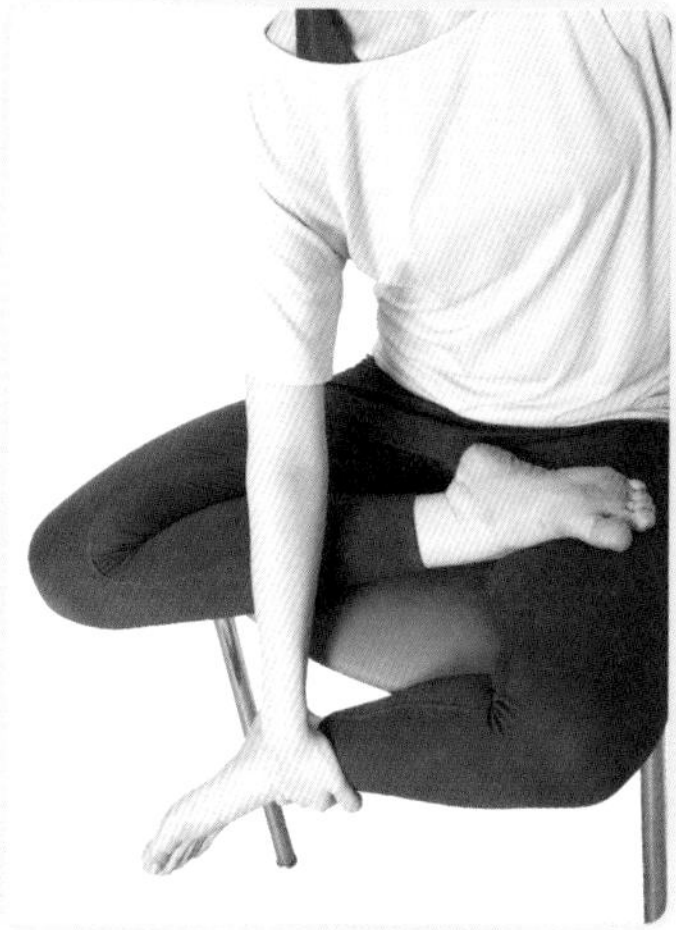

右足を「回外」させた状態で左足を交差させます。このときに右足を「回内」させていると蓮華座が組みにくくなります。

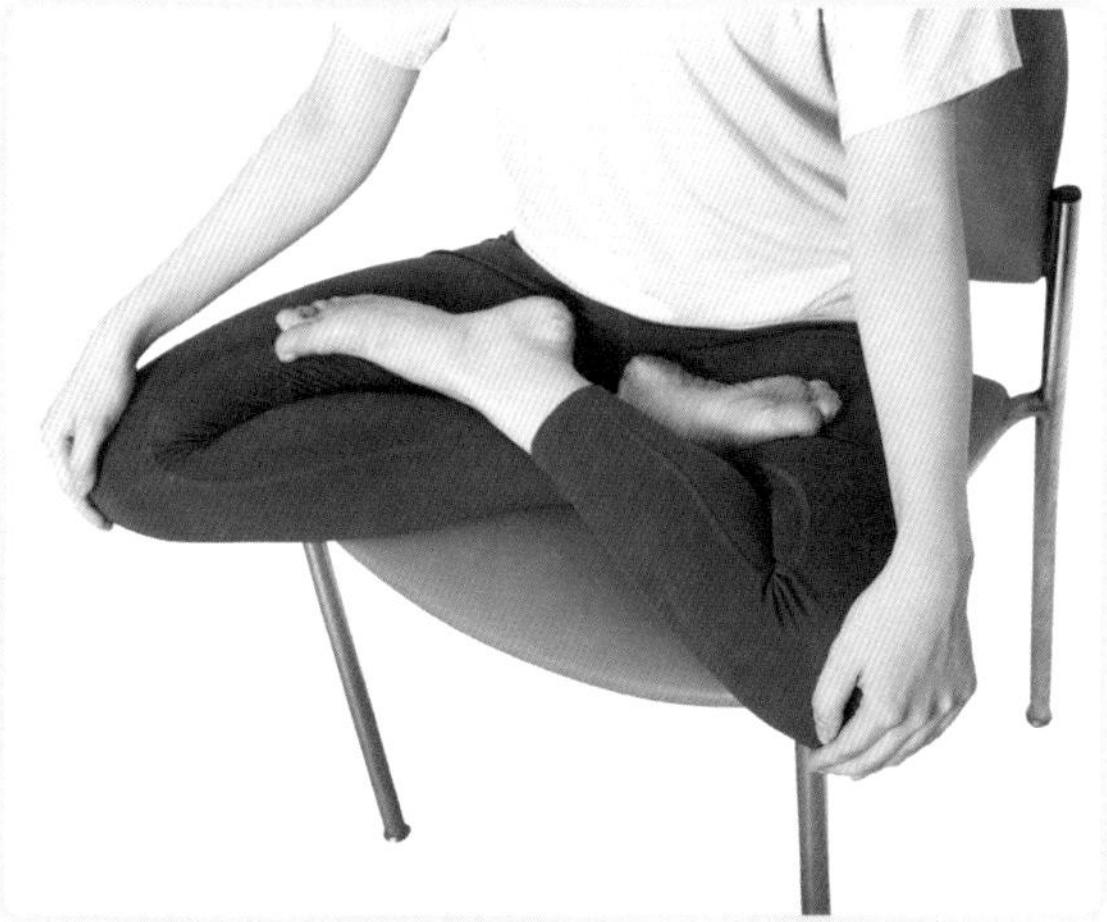

完成形。このとき、両足のヒザ上部分は「回外」しています。蓮華座は、慣れると長時間同じ姿勢でいても疲れを感じません。

# Interview03
# 医学に根差した知識で多くの選手をケア

## 荒川正一《あらかわしょういち》さん

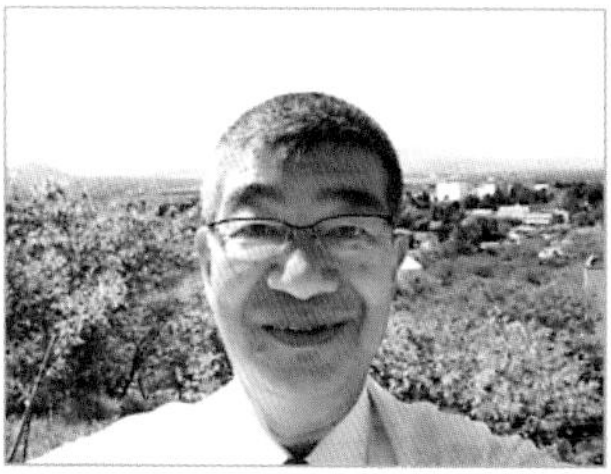

1950年生まれ。東京都出身。医師。東海大学サッカー部チームドクター、大阪体育大学教授、全日本大学サッカー連盟医事委員長などを経て、現在は全日本大学サッカー連盟評議員、関東大学サッカー連盟副会長を務める。

夏嶋先生とは、もう20年以上の付き合いになります。

初めて会ったのは、１９９５年に「ユニバーシアード」が福岡で開催されたときです。私は同大会で日本代表サッカーチームの公認ドクターを務めました。そのときに、代表監督だった宇野勝《うのまさる》さんに夏嶋先生を紹介されたんです。

この大会でサッカー日本代表は初めて金メダルを獲得するのですが、夏嶋先生は選手のケガをケアされていました。以降、いろいろと話をするようにもなりました。選手の動きをしっかりと見ていて、的確なケアをされることに驚かされたことが多々あり、私が信頼を寄せるトレーナーです。

ただ、先生の治療のアプローチは、整形外科医の医療方針、アスレチックトレーナーの治療方針と同じではなく、彼らとは相容れないものでもあります。ですからほかの方と共同でチームを支えるのは難しい面もありました。そのため、チームとしてというより、個人的に信頼を寄せる選手が多かったように思います。中山雅史《なかやままさし》選手、久保竜彦《くぼたつひこ》選手をはじめ、多くの選手たちに頼られてきました。サッカーのみならず、さまざまな競技のアスリートたちのケアにも寄与してきたことは周知のとおりでしょう。

先ほど、整形外科医等とは治療のアプローチが異なると述べましたが、それは一般に言われる「西洋医学」と「東洋医学」の違いではありません。夏嶋先生は、医学的にもじつに理にかなった治療を貫いています。

治療を受け、痛みがなくなり正常に動けるようになった方が、まるで魔法をかけられたかのように不思議な表情を浮かべることもありますが、そうではないんですよ。じつは私も足に痛みを感じ、彼の治療を受け続けています。それは、夏嶋先生の医学に根差した知識と経験を信用しているからにほかなりません。

# 第4章

# ナチュラルポジションの原点! 本来の自分を取り戻す「動作解析」の正体

ナチュラルポジションを身につけると、心身ともに健康な状態を保てるようになります。肩コリ、腰痛、ヒザ痛といったカラダの痛みから、冷え性、不眠といった悩みまでがすっきり解消し、毎日快適に過ごせるように!

日々の健康は、日々の姿勢から生まれます。ナチュラルポジションを意識した生活を続けてみましょう。

## 「動作解析」はこんなにすごい！

私が研究している動作解析とは、人間の動作を観察・記録して、運動学や解剖学、物理学に沿った「人体構造に合った正しい動作」を検証し、それをおもにスポーツの現場に還元していく研究です。

その研究のなかで私が注目したのが、日本古来の武道「合気道」です。

筋骨隆々とした大男が、小柄な合気道の達人にいとも簡単に投げ飛ばされてしまう映像を見たことがある人も少なくないでしょう。

合気道の起源は鎌倉時代と古く、甲斐《かい》の武田《たけだ》家に伝わり、戦後に塩田剛三《しおだごうぞう》という人が道場を開いて、一般にも広く知られるようになったと言われています。

ところで、なぜ合気道は自分よりも大柄な相手を倒すことができるのでしょうか。

その理由は、**合気道はカラダを動かすうえで、理にかなった姿勢、動作、力の使い方をしているから**です。古来、武道では、理にかなった姿勢、動作、力の使い方を「理合《りあい》」と呼んでいました。

その理合どおりにカラダを動かせば、無駄な筋力を使わずに、最大以上の力を発揮することが可能です。だから小柄で筋力がない人でも、大男に打ち勝つことができるわけです。ちなみに、合気道の達人は無駄な筋力を使わないので、ほっそりとしたカラダつきをしていることも特徴です。

動作解析の研究をしていると、現代人がいかに無駄な筋力を使って必要以上にカラダに負担をかけているかがよくわかります。これが結果的に、至るところの筋肉を硬くする原因につながり、その後のケガや痛みなど、目に見えるものとして現れてしまうのです。

だから、**動作解析の研究から生まれたナチュラルポジションをものにすることが、ずっと動けるカラダでいるために、とても大切なこと**なのです。

## バレエはヒザや腰の負担を軽くする最高のレッスン

華麗に舞い、流れるように動くバレエ。じつはこの伝統的な舞踊が、動作解析においてとても理にかなったものであることにお気づきでしょうか。

48ページでも解説しましたが、人は普段何も意識せずに生活をしていると、自然とカラダが回内していきます。回内をしていくと姿勢にゆがみが生じて、カラダのあちこちが悲鳴を上げ始めます。それを防ぐためには回外をしなければいけないのですが、回外は意識しないと行う機会がありません。

そこでバレエです。バレエは回外の動きしかありません。だから回外の意識をつねに持てるバレエは、**私たちのカラダを正していくうえでいちばん理にかなっていると言えます。**

さらにもうひとつ。バレエはつま先で立ち、つま先から着地します。じつはこの感覚を持っているかどうかによって、普段の生活が大きく変わってきます。

つま先から着地できると、足首のクッション、ヒザのクッション、腰のクッションと大きく分けて3つのクッションによって、着地の衝撃を和らげることができます。

では、かかとから着地したらどうなるのか。すべてのクッションが働かず、着地の衝撃がダイレクトにヒザや腰に届きます。

これが1回ならまだしも、一歩歩くたびに衝撃をもろに受けるとなると、やがて筋肉が硬くなり、可動域が失われ、ヒザを壊したり、腰痛につながる原因にもなります。昔は正座をすることで自然に足首がほぐれ、気づかないうちに筋肉の硬直を防いでくれましたが、正座する機会も大きく減ったいまは意識してほぐさなければなりません。

ナチュラルポジションはバレエの立ち方をモデルにし、**「歩く際はつま先から」**を提唱しています。地面に対してすっと一直線に伸び上がり、全身をほぐし、つま先から着地して歩く感覚をものにして、腰痛やヒザ痛対策にも活用してください。

## 答えは痛みを感じる箇所とは別にある

動作解析の研究をしていて改めて思うのは、人間のカラダはすべて連動しているということです。

たとえばボールを投げるという動作ひとつをとっても、うまく投げられなかったときは手やその振り方に原因を求めるケースが多いですが、じつは腰の使い方だったり、足のつき方に理由があることも多々あります。

痛みや不調、そして肥満も同じです。

発症した場所や気になる部位とはまったく別の場所に、根本的な理由があることが多いです。

たとえば交通事故のむち打ち治療に用いられる牽引《けんいん》治療。痛みを感じた首まわりをラクにするために首を器具で引っ張る治療ですが、一時的にはよくなるものの、またすぐにもとに戻ってしまいます。
それは、根本原因が首ではなく背骨のズレにあるからです。事故の衝撃で背骨が蛇のように蛇行してしまうため、その蛇行した背骨をひとつずつ丁寧に、しかもいちばん痛みから遠い部位からもとに戻さないと、いつまでたっても痛みを抱えたままになるのです。

本書のテーマでもある「ほぐす」も同じです。足のだるさを感じたら、ふくらはぎをマッサージやストレッチする方も多くいると思いますが、そこで得られる「ラクになった感覚」はあくまで一時のことです。**本来の「ほぐす」という行為は、「硬くなったカラダを一体にほぐす」**ことです。

それが、ナチュラルポジションです。この姿勢を身につけることができれば、つねにカラダがほぐれた状態になり、**痛みや不調、そしてケガを遠ざけ、さらに血流も改善されて冷え性対策にもつながる**のです。

## メンタルの柔軟性は音楽で手に入れる

子どもたちにカラダの使い方を指導する際に、頭で考えすぎてしまって身動きが取れなくなってしまう子がいます。これは子どもだけでなく大人にもあることで、頭のなかでうまく情報を処理できていないため、イメージと動きが一致せずに、カラダが緊張してしまう現象です。

そんなときに私は、「楽器を演奏する」ことをすすめています。ピアノでもウクレレでもハーモニカでも構いません。どんな簡単な曲でもいいので、1曲演奏できるようになることを宿題にします。

そして、次の指導の際に、練習してきた曲を披露してもらいます。「速めに弾いて」「ゆっくり弾いて」など注文をつけていくと、演奏しているほうは音楽の世界にのめり込んでいきます。そのタイミングでカラダの使い方のレッスンに戻ると、不思議なことに、前回までできなかった動作ができるようになることがとても多いのです。

理由はふたつあります。

ひとつは、曲を弾けるようになったという「小さな成功体験」が自信につながったから。

もうひとつは、カラダの使い方に集中するあまり硬くなっていた頭の柔軟性が、楽器を演奏することによって取り戻せたからです。

物事を頭で考えすぎると、心の柔軟性が失われて、「楽しむ」ことを忘れてしまいがちです。**柔軟やストレッチも、「やらなきゃ」という考え方よりも、「楽しんでやってみよう」という心構えがとても大切**です。

もしカラダの使い方がうまくできずに挫《ざ》折《せつ》しそうになったら、一度音楽にチャレンジして、硬くなった心をときほぐしてみてください。

## その道のプロがやっているすごい疲労回復術

何十年とその仕事に従事しているベテランの職人さんやプロの料理人の動作を観察していると、興味深いことに気づきます。**力を入れている場所とは別のカラダの部位をリズミカルに動かしているのです。**

たとえば、フライパンでチャーハンを作るとき、手だけを動かそうと意識してばかりいると、すぐに持ち手が疲れてしまいます。

これは、筋肉の疲れが「近位置」という実際に動かしている場所から「遠位置」に向かって順に影響を及ぼすためです。まず手の甲が張り、手首、上腕、肩と連鎖的に伝わって、最後は上半身のダルさにつながっていきます。

一日に何回もフライパンを振らなければならないプロの料理人は、手首でフライパンを振ろうとはしません。手からいちばん遠い肩から動かす意識でフライパンを振ることで、疲労を無意識に遠ざけています。

片手でテーブルを拭くなどの中腰作業では、使う手の逆側の腰がポイントです。ベテランのアイロン職人さんの動作を見ていると、右手でアイロンをかけながら、左腰をフリフリと動かしている様子が見て取れます。これは長年の経験によって、無意識に遠位置となる左腰を動かして、**疲労がたまらないようにつねにほぐし**、きつい中腰作業を続けられるように工夫しているからです。

疲れは筋肉を硬くし、やがて五十肩などの肩まわりや首まわりの痛み、ヘルニアなどの腰まわりや脚の不調の症状につながっていきます。

ナチュラルポジションで崩れたカラダのバランスを整え、「疲労」がたまらないカラダの使い方をするようにしましょう。

## 限られた時間を柔軟のために使うのか

人生100年時代と言われますが、厚生労働省の資料によると、男性の平均寿命は現在81歳、女性が87歳です。

私は65歳ですが、年換算で残り16年、月では192カ月。週では834週です。こう考えると、生きてきた時間よりも残された時間のほうが当然短く、そして過ぎていく時間は日を追うごとに貴重になっていきます。

巷《ちまた》ではさまざまな柔軟法やストレッチ法が紹介されています。ですが、私から見ると、とにかくやることが多すぎる気がします。

あっちを伸ばして、今度はこっちを伸ばし、そっちを広げて、今度は曲げて……。

元気なカラダになって快適な毎日を送ることが目標のはずなのに、元気になるための道のりがあまりにも長くて、これでは本末転倒ではないかという気がしてなりません。

私が考える柔軟とは、立つだけでカラダがほぐれ、歩くたびにカラダがほぐれ、といった、人がとる**一つひとつの動作を工夫さえすれば、充分に柔軟に相当する効果が得られる**というものです。

そもそも普段から理にかなった姿勢、動作で生活をすれば、カラダの負担は最小限になり、痛みも生まれず、ケガもしにくくなります。一方で、可動域は広がるため脂肪の燃焼効率が上がり、太ることもなくなるはずです。

わざわざ柔軟やストレッチのために貴重な時間を割くのではなく、普段の生活のなかでカラダの使い方を意識し、スキマ時間に10秒でできるナチュラルポジションを活用しながら全身をリセットして、大切な時間をご自身のやりたいことのために使ってください。

## 体験してみました!

# ナチュラルポジションを身につけたら、カラダに驚きの変化が!

20～25ページにご登場いただいた20～40代の男女4名に加え、
追加1名の方にも4週間、ナチュラルポジションを意識して
生活してもらったところ、体重やカラダの状態にも驚きの変化が見られました!

## 体重が2.3kg減って、腰痛が解消しました!

**竹田あかりさん（仮名／31歳）**

子供にごはんをあげているときなど、スキマ時間にナチュラルポジションを意識して生活をしたところ、腰痛やカラダのだるさがなくなりました!

After

**61.7 kg**

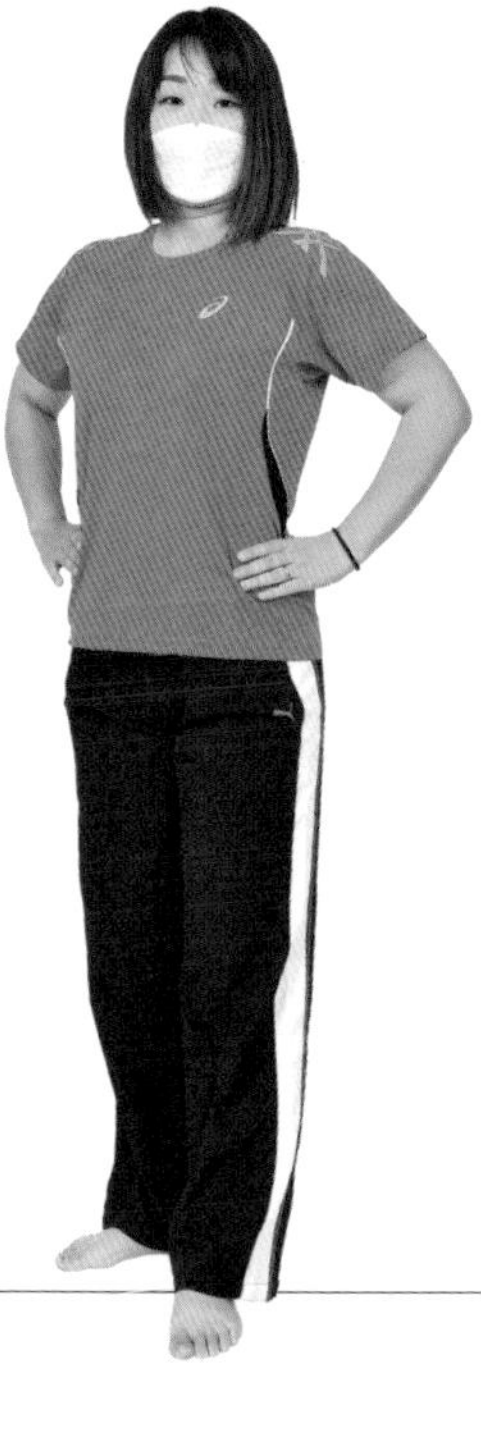

Before

**64.0 kg**

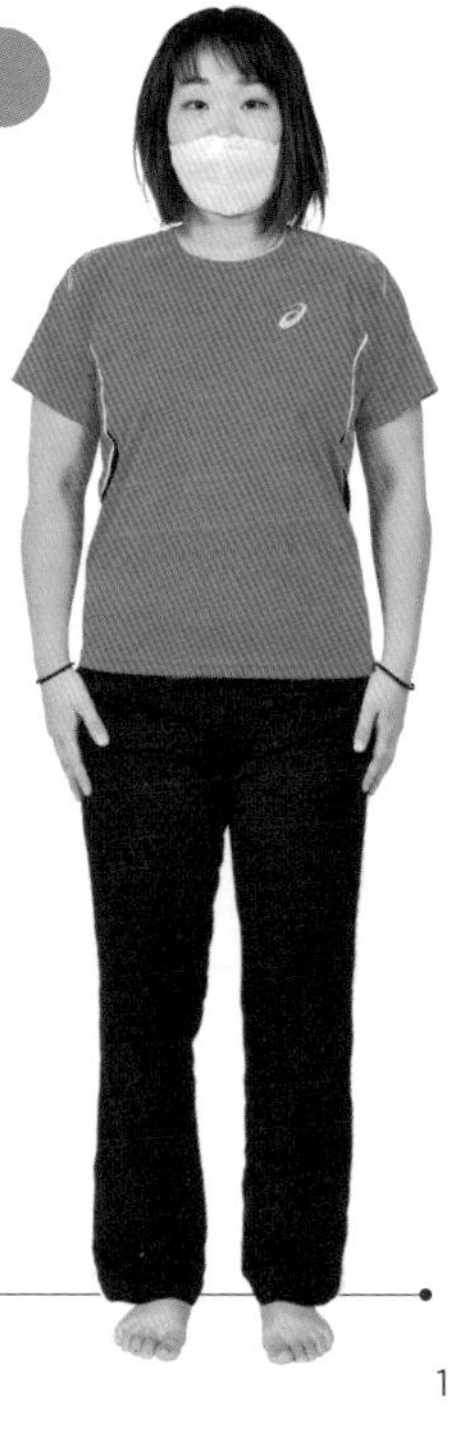

# 体重が2.6kg減!　姿勢もよくなりました

**野毛慶弘**さん（34歳）

体重が減ったからか、腰や首の痛みもなくなり、毎日の生活も軽やかになりました。周りから「姿勢がよくなった」と言われることも多くなりました。

**After**

**79.8kg**

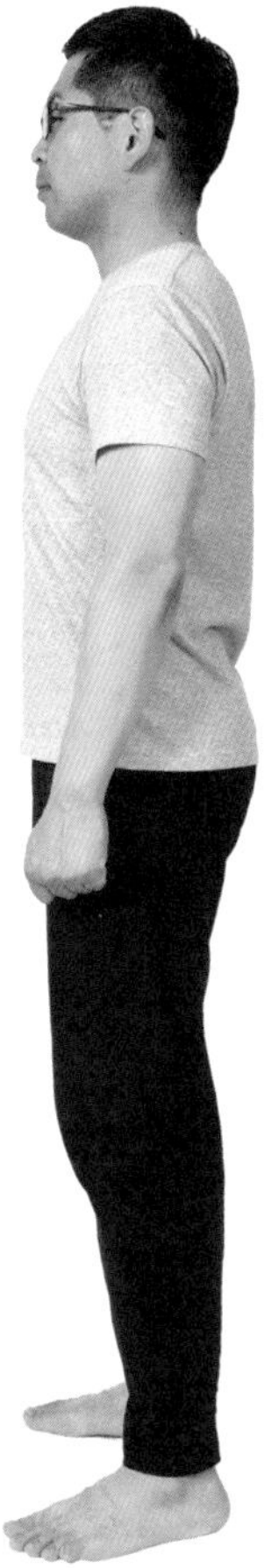

**Before**

**82.4 kg**

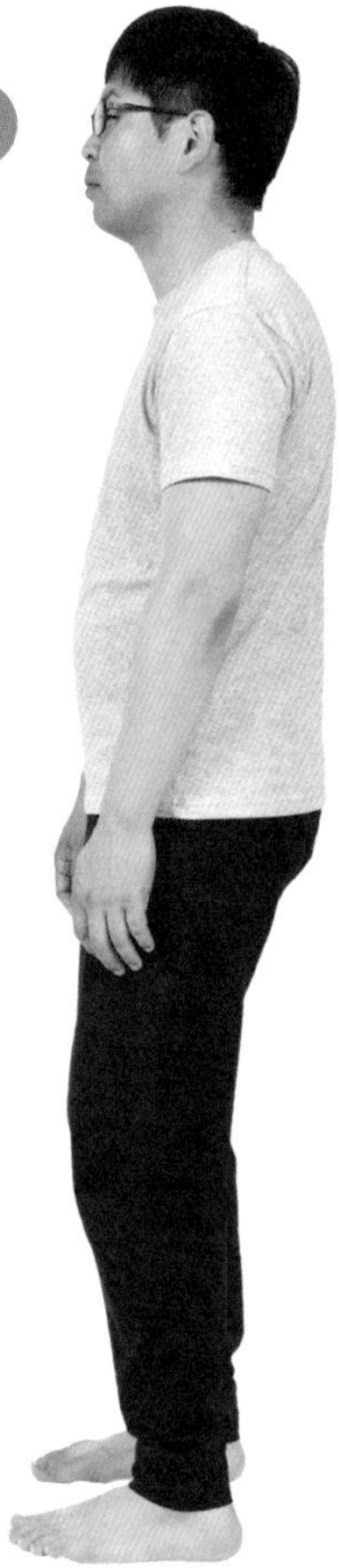

**体重が減ったことで、体調も絶好調!**
**これからもナチュラルポジションを**
**意識した生活を続けたいです**

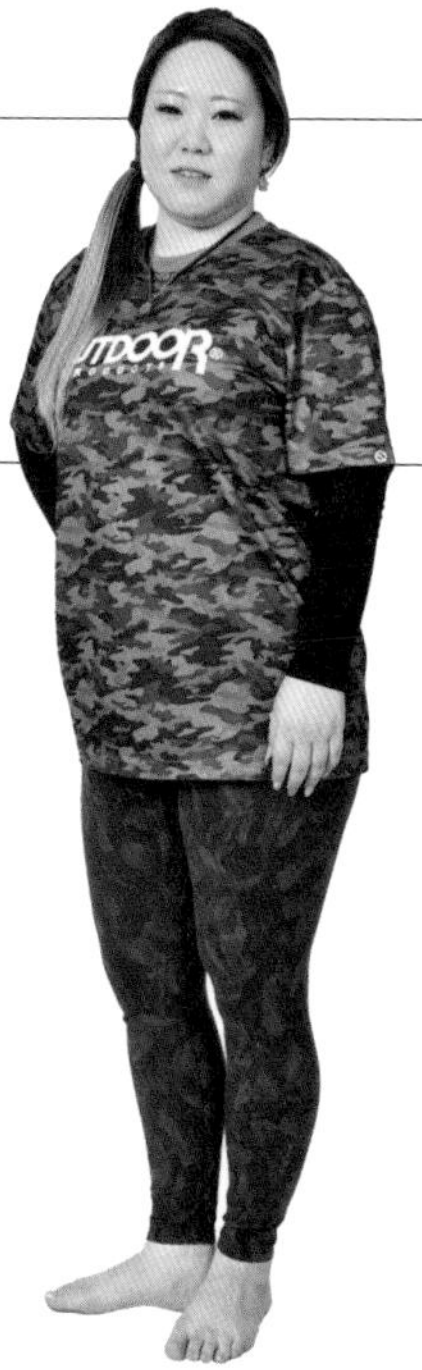

## 腰の痛みがなくなり、毎日が快適に!

### 神田瑠乃美さん（29歳）

腰が痛いときにナチュラルポジションを意識すると、痛みがとれました。座りっぱなしの仕事なので、痛みが再発しないよう、これからも姿勢を意識して生活していきたいです。

## カラダが軽くなり、動くのがラクになりました!

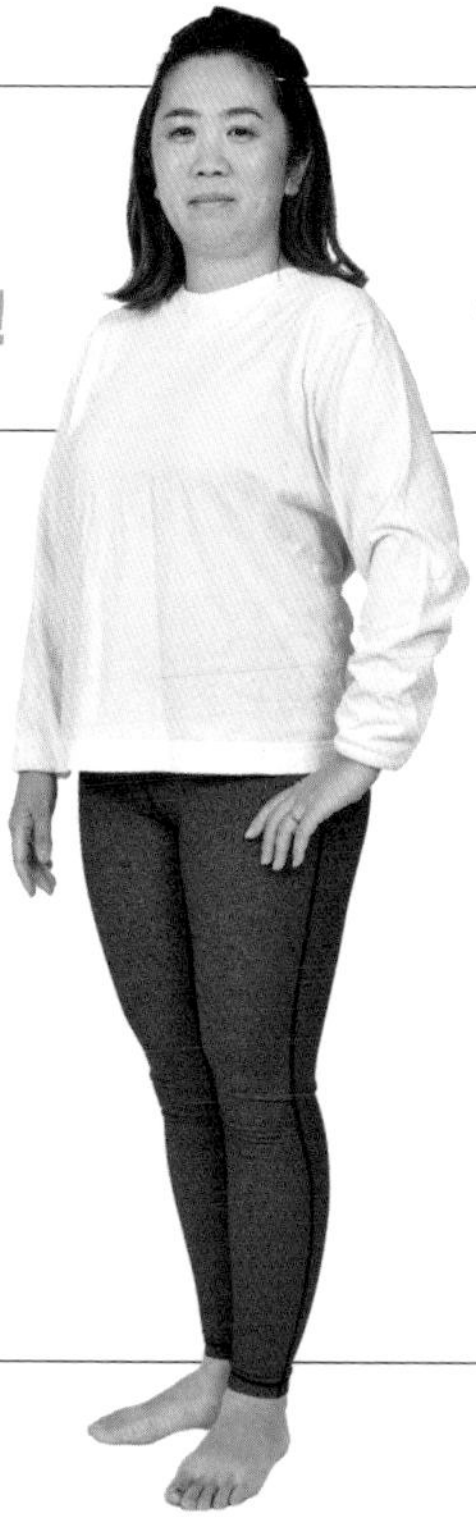

肩コリ、腰痛がなくなりました!

### 田代由佳さん（43歳）

パソコンに向かっている時間が長いので、肩や首のコリに悩まされていましたが、ナチュラルポジションを知ってからはカラダが軽くなったのを感じています。

本を読んで体験してみました!

## 痛みが改善し、深い呼吸ができるように!

**鈴木ゆかりさん（32歳）**

パソコンを使う仕事柄、長時間座っている姿勢が長く、肩や首のコリがひどいのが悩みでした。本書で学んだナチュラルポジションを意識しながら4週間生活してみたところ、デスクワークの途中でも正しい姿勢に戻せるようになり、痛みが改善しました。さらには体重が2.4kgも減り、深い呼吸もできるようになりました。

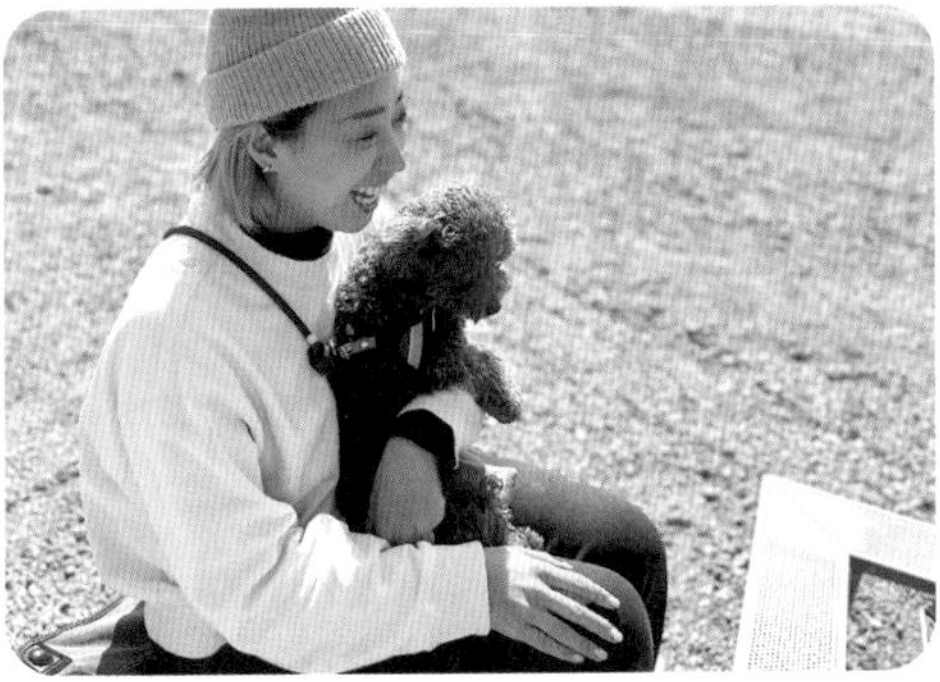

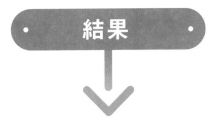

結果

**ナチュラルポジションを身につけたら、痛みがなくなり、体重にも変化が!**

## 何より、人生が楽しくなりました

# おわりに

日々の生活のなかで、姿勢、カラダの動かし方には「クセ」が生じます。

これにより骨格がゆがみ、カラダの柔らかさが失われ、腰痛、ヒザ痛、肩コリ、あるいは太りやすくなってしまうなど、さまざまな不都合なことが引き起こされます。

カラダの不調には原因があり、それは「クセによるゆがみ」から生まれていること。ゆがみを正し、ナチュラルポジションを身につければ改善でき、また治せることを理解していただけたでしょうか。

私は若かったころに二度、大きなカラダの不調に悩まされた経験があります。

最初は、バレーボールの現役選手時から患っていた腰痛とヒザ痛が重症化したこと。痛みに耐えられず、いくつかの病院に行くも治りませんでした。その後、知人の紹介で元軍医から施術を受けました。すると長年抱えていた痛みが一気に消えたのです。

二度目は30代のとき。鼠径部《そけいぶ》に良性のリンパ腫ができ外科手術で腫瘍を取りました。すると、その2日後に左足の感覚がなくなり、車椅子生活を余儀なくされたのです。

精密検査を受けてもその原因はわからず、「一生、車椅子生活になることを覚悟してください」と言われてしまいました。このときもその元軍医を訪ね、施術を受けたところ、半年間動かなかった左足の感覚が戻り、さらには無理なく歩けるようになったのです。

これだけ書くと「不思議な現象」のように思われるかもしれませんが、そうではありません。私は、これらの体験を通して「人体は、各部が独立して動いているのではなく、連動して機能している」ことを痛感し、認識しました。最初は魔法のように思えたことにも、じつは理にかなったカラダを治す方法が存在していたのです。

人体の奥深さに興味を抱いた私は、その後に「動作解析」の道を歩み始め、その過程でさまざまなことに気づくことができました。

今回紹介したのは、その根幹となる「ナチュラルポジション」の身につけ方です。

ナチュラルポジションを意識した生活をすることによって、痛みやケガから解放され、あなたの生活がより快適に、より豊かになるように本書を役立てていただけたらたいへんうれしく思います。

夏嶋 隆